MÉDECINE TRADITIONNELLE ET SAVOIRS THÉRAPEUTIQUES ENDOGÈNES

Amos Roger KAŇAA

MÉDECINE TRADITIONNELLE ET SAVOIRS THÉRAPEUTIQUES ENDOGÈNES

L'Harmattan

5-7, rue de l'Ecole-Polytechnique, 75005 Paris

http://www.editions-harmattan.fr

ISBN : 978-2-343-16156-3
EAN : 9782343161563

La situation historique que nous traversons nous impose à nous engager aussi bien pour notre pays que notre continent. Il est impossible de rester indifférent face à des populations en proie à la faim, aux maladies et à la mort dans un contexte comblé par la nature !

KAŇAA Amos Roger

Dédicace

A

NGO MINYEM Ernestine Christiane

Remerciements

Dans un environnement qui chaque jour revendique sa modernité ; dans un contexte qui tente par tous les moyens de se débarrasser des traditions pour rentrer dans la dynamique de la modernité, il est bien difficile, sinon complexe d'aborder des préoccupations relatives à la tradition. Si la médecine traditionnelle est considérée par beaucoup de personnes comme dépassée, elle reste un champ de recherche dans lequel ne peuvent s'impliquer que des personnes ayant une réserve assez poussée sur les vérités communes qui satisfont la masse. Voici pourquoi, il nous est nécessaire de féliciter et de remercier de manière appuyée :

- **BACALE MIKUE José Miguel**
- **NGO NGUIDJOL Marcelline Thérèse**
- **NGO LISSOUCK Ernestine Aimée**
- **NGO PEPKA Émilie Carine**
- **NGO LISSOUCK Marie Angèle**
- **NGO LOGSEND Angèle**
- **LINGOM Felix**

Que tous ceux qui de près ou de loin ont participé à la réalisation de ce projet en soient grandement remerciés.

Liste des acronymes

- **ARAM** : Association pour la Recherche en Anthropologie de Médecine Traditionnelle ;
- **CF** : Coopération Française ;
- **COMIFAC** : Commission des Forêts d'Afrique Centrale ;
- **DSCE** : Document de Stratégie pour la Croissance et l'Emploi ;
- **FAO :** Food and Agricultural Organization;
- **FENAC** : Festival National des Arts et de la Culture ;
- **FENACAM** : Fédération des Praticiens de la médecine Naturelle et traditionnelle du Cameroun ;
- **GIZ** : Gesellschaft für Internationale Zusammenarbeit ;
- **IMPM** : Institut de recherches Médicales et d'études des Plantes Médicinales ;
- **JPO** : Journée Portes Ouvertes ;
- **MINAC** : Ministère des Arts et de la Culture ;
- **MINEPDED** : Ministère de l'Environnement, de la Protection de la Nature et du Développement Durable ;
- **MINEPAT** : Ministère de l'Économie, de la Planification et de l'Aménagement du Territoire ;
- **MINFOF** : Ministère des Forêts et de la Faune ;
- **MINSANTÉ** : Ministère de la Santé Publique ;

- **MINRESI :** Ministère de la Recherche Scientifique et de l'Innovation
- **NEPAD** : Nouveau Partenariat pour le Développement de l'Afrique ;
- **ODD** : Objectifs de Développement durable ;
- **OMD** : Objectifs du Millénaire pour le Développement ;
- **OMS** : Organisation Mondiale de la Santé ;
- **OSC** : Organisation de la Société Civile ;
- **P :** Page ;
- **PFNL** : Produits Forestiers non Ligneux ;
- **RDC** : République Démocratique du Congo ;
- **UE** : Union Européenne ;
- **UNESCO** : Organisation des Nations-Unies pour l'Éducation, la Science et la Culture ;
- **UNICEF** : Fonds des Nations-Unies pour l'Enfance.

Liste des tableaux et graphiques

I. Tableaux

II. Graphiques

INTRODUCTION

Pendant la dernière décennie, la médecine traditionnelle a connu un accroissement d'attention et d'intérêt dans le monde. Cette constante a permis à de nombreuses populations qui en font recours, de se mettre en évidence dans un cadre inexact ou relativement d'auto prise en charge. Relevons pour situer cette réflexion sur les richesses de la nature dans un rapport à la médecine traditionnelle qu'il est communément admis que ce qui est naturel est sans danger. Pourtant, les gens ne savent pas toujours quels sont les effets secondaires éventuels des plantes médicinales ni quand et comment elles peuvent être prises et surtout en toute sécurité.

Lorsqu'après la prise hasardeuse et unilatérale d'une décoction médicamenteuse, le malade se sent soulagé, il s'en approprie tous les mérites. Mais, quand surviennent les effets secondaires d'un tel agissement, la médecine traditionnelle est traitée de barbare et sans dosage avéré. Les populations doivent enfin comprendre que la pratique de la médecine traditionnelle n'est pas une affaire de tous. Seuls les praticiens agréés devraient administrer des soins de santé à cet effet. On peut alors ajouter que la médecine traditionnelle est restée dans une logique strictement empirique et dont les résultats jusqu'ici restent dépendants des témoignages des uns et des autres. Et il nous semble que c'est en raison de ce niveau de connaissance que chacun, initié ou pas, s'octroie le privilège d'être traitant. Nous n'oublions pas tout de même que la science positive est passée par l'empirisme.

Par ailleurs, il faut dire, non sans le déplorer, que consulter un gardien de la tradition ou même un médecin traditionnel relève encore de nos jours du tabou et même de la honte. Pourtant, ces gens sont détenteurs d'un savoir-faire inouï qui risque de sombrer définitivement dans les méandres du passé et de l'oubli si rien n'est fait. Ajoutons que la médecine traditionnelle n'est pas l'apanage des Africains ou des pays dits sous-développés. C'est un niveau de connaissance par lequel toutes les sociétés passent à un moment donné de leur histoire. La science dite positive ne serait alors qu'une progression quantifiée et mesurée des pratiques antérieures. Ce qui signifie que la médecine traditionnelle africaine est le levier majeur de « sa » médecine moderne. C'est dans cette prise en compte des savoirs endogènes qu'elle parviendra à donner sa participation à la construction de l'histoire de l'humanité.

Pour parvenir à cette réalisation, c'est-à-dire à restaurer la médecine traditionnelle et en faire un outil de développement, un fondement à partir duquel il serait possible d'envisager la santé autrement, nous mettrons en exergue des acteurs bien définis. Si ce chantier reste une préoccupation sociale dans laquelle les populations, les médecins, les tradipraticiens doivent s'impliquer réciproquement, il faut relever que l'État demeure le socle qui devrait encourager et faciliter un domaine qui lui permettrait de faire des économies considérables.

De manière générale et parfois secrète, chacun est convaincu – et parfois par expérience – des prouesses de la médecine traditionnelle. Comment comprendre qu'un tel domaine ne soit pas mis à la discussion pour que l'espace public en face un outil de développement dans un contexte où le niveau de pauvreté impose la réflexion ? Dans des contextes aussi pauvres et partiellement déracinés, les forces gouvernementales et les acteurs de la médecine traditionnelle doivent poser froidement les vraies questions et tenter d'y répondre par une collaboration sans laquelle c'est la méfiance qui règnerait entre ces parties prenantes :

1. Que peut-on faire face à la défaillance des institutions et des administrations dans les pays du Tiers-monde particulièrement en Afrique afin que leurs États soient existants, viables et émancipés ? Autrement dit, que peut-on faire pour que les États soient prospères et autonomes dans les pays du Sud ? Nous considérons que l'État est composé d'individus et que ce sont ces derniers qui donnent sens à son action. Faut-il rester sans rien faire et attendre que l'État agisse ? C'est ce qui justifiera notre première partie sur l'implication de la société civile dans les processus de développement.
2. Ceux qui comprennent et maitrisent les savoirs endogènes, et qui sont conscients de leurs résultats sur la vie des populations, n'ont-ils pas l'obligation de s'engager ? Comment concilier l'obligation du citoyen de répondre de ses actes et la valorisation de la médecine traditionnelle ?
3. La médecine traditionnelle a-t-elle besoin d'un code de conduite ? Est-ce parce qu'on est dans un domaine traditionnel qu'on ne devrait pas avoir une éthique professionnelle ?

Les savoirs endogènes sont les premières sources de connaissance des peuples. C'est la raison pour laquelle nous y prenons un temps important. De ces sources pourraient se cacher les leviers du progrès que nous recherchons de part et d'autre sans avoir véritablement un repère. Les différentes questions que nous venons de poser sont les fondements de cette réflexion que nous voulons salutaire pour nos populations dans une relative participation de tous.

PREMIÈRE PARTIE

SOCIÉTÉ CIVILE CAMEROUNAISE ET SES ACTIONS CONCRÈTES

I. Citoyenneté responsable et renforcement de la médecine traditionnelle

1. L'homme et la nature et l'homme dans la nature

a. Généreuse faune et flore

Il y a quelques décennies, dans un pays comme le Cameroun, nous entretenions avec l'environnement une relation que nous pouvons qualifier de fusionnelle. En effet, l'action de l'homme dans le monde lui impose de protéger son monde, c'est-à-dire son environnement. C'est ainsi que jadis s'exprimait la vie des peuples autochtones des forêts du Cameroun. En période de vacances par exemple, se rencontraient au village des jeunes venus passer du temps avec leurs grands-parents. Dans ce contexte proche sinon au cœur de l'environnement, à quelques pas de la maison, les travaux champêtres sont effectués non loin des rivières qui serpentent et arrosent des villages entiers tout en recevant au passage de plus petits affluents qui, au contour d'innombrables bosquets, grossissent les rivières.

b. Faune et flore perturbées

C'est un constat régulier dans nos villages que l'environnement se dégrade chaque année qui passe. Le temps de quelques années d'études académiques, et plus tard de leur vie professionnelle où plusieurs jeunes ne sont pas passés au village, suffit pour constater à la stupéfaction totale que le lit des cours d'eau qu'ils fréquentaient s'est considérablement affaissé. On retrouve désormais le bois de chauffage plus loin dans les champs, alors qu'auparavant à proximité des cases cette préoccupation était résolue. Le gibier manque, les fruits aussi ne sont plus au rendez-vous des grillades. Le soleil devient de plus en plus récalcitrant. Certaines herbacées prêtes à l'emploi et principalement utilisées comme condiments et éléments majeurs pour le remède des nouveau-nés, deviennent rares. Certaines espèces de plantes ont aussi disparu. La baisse graduelle du rendement des terres devient considérable.

La synchronisation de la nature, à travers le temps et les saisons auparavant constatés, commence à devenir une préoccupation réelle. De manière empirique, il est désormais difficile de prévoir les semailles par exemple parce qu'on ne sait plus quand les pluies débuteront. Dans certains lieux, il est difficile de mettre sous terre quelques graines et les récolter. Pour plus d'une personne, les dieux de la terre sont contre les vivants. L'exode rural se fait de plus en plus ressentir. Les connaissances, solidement et profondément établies dans les profondeurs des forêts et auparavant observées dans les us et coutumes, sont désormais piétinées par des pressions anthropiques sur des ressources naturelles.

c. Penser à panser

Un grand nombre de personnes se sont conformées aux exigences faciles, de ne point travailler pour diminuer la précarité soudaine qui les entoure, sans toutefois penser à panser les blessures, c'est-à-dire à réparer les torts commis à cette généreuse nature que nous venons de présenter. Elles se remettent à ouvrir du mieux qu'elles peuvent leurs peines morales face à cette destruction de la nature qui représente toute leur existence. Ces habitants de la forêt équatoriale, que l'on peut considérer comme les gardiens de la forêt, sont ignorants de leur notion culturelle qui représente pourtant leur patrimoine.

On se retrouve pris à l'étau du fait de ne pouvoir satisfaire ses propres attentes pour ce qui est propre à son peuple de manière générale et de la culture médicinale de façon particulière. On s'imagine des frayeurs et on entrevoit ses connaissances petites à côté de celles des autres. Or, dans un tel contexte, on devrait voir la société civile se mobiliser pour prendre à son compte les dommages que les prédateurs causent comme préjudice à la nature.

d. Responsabilités partagées

A priori, on peut penser qu'il ne s'agit que de la responsabilité de l'État. Nous relevons aussi qu'on ne doit pas ignorer celle des populations des zones de forêt. On peut alors noter que la pratique d'abandon des terres, pour la jachère par exemple, n'est pas l'apanage des riverains. Chaque saison, de nouvelles portions de forêts sont abattues non pas pour des semailles, des récoltes et la consommation, mais pour discuter les terres et faire face aux autres membres de la famille. C'est dire qu'il y a très souvent entre les membres d'une famille une guerre ouverte pour la propriété qui finalement restreint les possibilités d'un engagement collectif de protection des forêts. Vous entendrez plus d'une personne du village se mettre en projet d'abattre une nouvelle partie de forêt vierge pour son prochain champ, qui se trouve davantage à une grande distance de leur lieu d'habitation.

Qu'il existe des terres cultivables non loin des lieux d'habitation ou pas, on se bouscule çà et là dans des forêts vierges et secondaires qui avaient été traversées par la foresterie, les abattages sauvages, l'agriculture sur brûlis, la chasse, etc. Tous s'inspirent des lois forestières qui tiennent compte de la première mise en valeur des terres. Ce qui a comme incidence la coupe anarchique du bois, l'agriculture sur de vastes terrains incendiés et celle de rente sans autorisation du gouvernement et parfois même pas du chef de village. Les chefs de postes agricoles mis en place par le gouvernement pour accompagner les agriculteurs ne sont jamais saisis par ces derniers pour un quelconque conseil des travaux pour lesquels ils sont en fonction. Le non-respect des lois naturelles telles que la mise en jachère des terres n'est véritablement pas observée par les populations en quête de bien-être et qui dépendent entièrement des forêts et de l'argent qu'elles génèrent.

Dans un tel environnement où l'État n'anticipe pas et où des mesures spécifiques ne sont prises, ni par les élus locaux ni par les chefs de village, le rôle de la société civile n'est pas d'en faire un constat. L'expression de l'ARAM est une reconnaissance des limites de l'État qui ne peut pas tout faire. Il faut qu'à travers des associations naissent des projets collectifs pour la protection des forêts et pour la mise en place d'initiatives capables de sauver l'homme.

2. Représentativité et nécessité de l'ARAM

a. Questions de santé

De plus en plus et dans tous les pays du monde, on constate que des efforts considérables sont faits pour la sauvegarde de l'environnement et par ce fait, la préservation et la conservation de certaines espèces animales et végétales. On peut noter que les peuples se rendent progressivement compte que la trajectoire de développement qui leur a été proposée et parfois imposée, qui consiste à vivre aux dépens de la nature, risque de leur être préjudiciable. Ce retour à la nature ou à sa préservation est une prise de conscience de ce que l'homme et l'environnement doivent se protéger mutuellement. Si la quête de la richesse par tous les moyens est la motivation des gouvernements et que dans cette démarche l'environnement, qui est comme nous venons de le relever l'enveloppe de l'humain ou sa protection, est détruit complètement au point de rendre l'homme vulnérable, il revient à la société civile de proposer une alternative.

En Afrique par exemple, des efforts sont faits en vue de proposer des alternatives à la destruction de l'environnement. On voit chaque jour des entreprises multinationales détruire les forêts en toute impunité avec la complicité des gouvernements. On peut alors comprendre pourquoi dans nombre de pays, on assiste tout le temps au découragement et à la disparition totale des activités de certaines associations, qui ne peuvent supporter le climat social des revendications dans le mépris total orchestré par les gouvernements qui ne recherchent que des gains instantanés. En ce qui nous concerne, s'agissant de la médecine traditionnelle qui fait l'objet de ce livre, l'environnement doit être prioritaire dans toutes les démarches humaines. Si ce postulat n'est pas validé par les gouvernements et compris par les organisations de la Société Civile, particulièrement africaines, l'homme court à sa perte.

La culture médicinale traditionnelle dans les pays du Tiers-monde est très peu prise en compte comme un objectif des gouvernements ou comme projet de société. Il est important de relever que ce n'est pas plus favorable sur le plan international. Dans un développement centré essentiellement dans une dynamique positiviste, l'argument du naturel ou des réalités naturelles est logiquement repoussé et parfois considéré comme irrationnel. Le développement des savoirs endogènes est ainsi méprisé au profit d'une civilisation dite rationnelle dans laquelle l'humanité ne parvient pas totalement à résoudre ses problèmes majeurs et particulièrement de santé. Ces savoirs et ces valeurs immatérielles sont exclus ou presque et aussi piétinés par un certain nombre de prélats qui interdisent aux fidèles les prises en charge lorsqu'il s'agit de cette médecine traditionnelle. La médecine traditionnelle se retrouve ainsi en déliquescence et ne peut offrir à l'humanité son potentiel actif pour la santé dans un contexte mondial où les questions de santé sont devenues des problèmes majeurs pour bien de peuples dans le monde.

Longtemps considérée pour certains comme inexistante et pour d'autres comme simplement embryonnaire, la société civile camerounaise est devenue aujourd'hui un interlocuteur incontournable dans la mise en œuvre des Objectifs de Développement Durable (ODD). C'est dans cette logique que l'Association pour la Recherche en Anthropologie de Médecine Traditionnelle (ARAM), mue par la volonté d'accompagner les gouvernements et les peuples dans la recherche des solutions alternatives à la médecine dite moderne, s'inscrit dans le sillage de la recherche en anthropologie de médecine naturelle. Cette recherche qui s'appuie essentiellement sur les plantes naturelles et les écorces ne va pas sans difficulté à cause de nombreux maux qui minent l'écosystème des pays des régions tropicales : la foresterie, le déboisement, les feux de brousse, la liste n'étant pas exhaustive.

Pour résoudre ces difficultés, l'ARAM s'est dotée d'un champ de domestication des plantes et essences en voie de disparition répertoriées lors de ses nombreuses missions aussi bien à l'intérieur du pays qu'au-delà des frontières nationales. Les mises en œuvre des objectifs de l'ARAM sont pratiques. Il s'agit des activités de terrain qui tentent de réparer les dommages que les industriels et parfois l'inconscience des populations commettent à l'environnement. Souvenons-nous que nous venons de signifier l'étroite relation de l'homme à la nature. C'est à partir de cette relation que l'ARAM trouve dans la nature l'essentiel des médicaments pour soigner, guérir et rétablir les déficits de santé qui peuvent subvenir dans la vie de l'homme.

b. Préserver et pérenniser les écosystèmes

Les massifs forestiers de l'Amazonie et du bassin du Congo sont assez riches en plantes et essences naturelles. On peut voir au passage de nombreux arbres et arbustes qui font la beauté de la verdure. Mais, cette beauté apparente fait croire au commun des mortels que la forêt si dense pourrait ne jamais disparaitre et pourtant il va falloir faire attention. Les différentes descentes sur le terrain à certains endroits de la planète pour apporter les plantes nécessaires à la préparation des remèdes traditionnels se sont souvent soldées nulles. Les cueilleurs de plantes médicinales se retrouvent très souvent obligés de parcourir des centaines de kilomètres pour la collecte des produits.

c. Identification et classification des plantes médicinales

Les plantes médicinales recueillies sont reconnues pour leurs propriétés curatives et sont nommément identifiées chez les peuples camerounais suivants : « Ewondo, Peul, Basaa, Bakossi, Toupouri, Eton, Nso, Duala… ». Elles sont ensuite rangées par ordre alphabétique dans les box de la pharmacie traditionnelle de l'ARAM ainsi qu'il suit :

Bambai ; Beben ; Bomb ; Baya ; Djadjan ; Djayag li ten; Djèè ; Hondol ; Holmoo; Himaya moo; Handa; Hong; Hihed Hitubi; Hiongi; Hisé-èè; Hikoma (pèpè); Hamm; Hipouba; hilo hi nkana; Ibogi dodogi; kaitodoo; Kamdig; Komboyè; Kéli ndab; Kokmot; Kak ; Koy; Kadè; Kenteg; Koda; Licalica; Likokom; Libog li tjeg; Lom éyong; Laango; Littos; Limug; Lum bassoh; Libel; Lum; Lisseng; Lica; Likanga li tjeg; Likanga li bayong; Likogo; Man djok ; Mbéa; Minkwèl mi nèg; Mban matam; Mban liaa; Mpom; Nyèè; Ndjok bamag, Nyig liban; Nko li uma li libum; Ngonga; Nloha; Nlom bomb; Ngog hisand; Nem mpubi ; Ntimba; Ndodong; Nyon ; Ndandi libog; Ndoye; Tibi di suhè; Ombè lép; Pala; Sà ; Sadga; Sassas ; Simngang; Suhè mandjè; Sugluku; Toubi non ; Téb ni nyè ; Teng; Tutug; Totom (livem); Tibi di héhé ; Tib Bibid ; Babamb; Bawai (ben) ; Toll ; Titimut ; U san li bugi ; Wada ndjok ; Wiba ; Yap.

Leurs différents lieux de prépondérance sont le Centre et la bordure littorale du Cameroun. Les récoltes ont été faites dans les zones suivantes :

1. Forêts denses et humides de basse et moyenne altitude du Centre jusqu'aux limites de l'Adamaoua ;
2. Forêt atlantique camerounaise dans la région d'Eséka ;
3. Forêt semi-décidue dans la région de Yaoundé ;
4. Savanes périforestières qui se rencontrent à Nanga-Eboko, Bafia et Akonolinga ;
5. Mangrove le long de la côte ;
6. Groupements forestiers et prairies marécageuses de la vallée inondable du Haut-Nyong (Abong Mbang, Ayos et Akonolinga). Des récoltes ont aussi été réalisées dans les zones du Sud et de l'Est ;
7. Forêts denses et humides de Messamena, du Dja, de Campo et de Moloundou, les raphias, les groupements forestiers marécageux et les prairies marécageuses du Dja ;
8. Savanes périforestières de Bertoua et Batouri ;
9. L'Ouest, le Nord-Ouest et le Sud-Ouest Cameroun, les praticiens ont difficilement récolté les plantes et essences naturelles dans les formations végétales montagnardes et sub-montagnardes situées entre 1800 - 2000 - 2800 et 3000 mètres[1].

Les différentes plantes inventoriées sont assez souvent administrées contre certaines affections et entrent dans le traitement de diverses maladies en l'occurrence :

---

[1] Alexandre MBASSI MENYE, Étude économique et Financière pour la Recherche en Anthropologie de Médecine traditionnelle au Cameroun « Dossier de Demande de Financement », Yaoundé Cameroun, avril 2013, p. 53.

Abcès (simple, du foie, du sein, et multiples), accouchement difficile, affections de la rate, alcoolisme, anémie, Interruption volontaire de Grossesse (IVG), bilharziose, bronchite, asthme, brûlures diverses, carie dentaire, odontalgie, céphalées, constipation, convulsion du nouveau-né, courbatures, diabète, diarrhées d'origines diverses, diarrhée du nouveau-né, diarrhée dysentériforme, douleurs thoraciques, éléphantiasis, empoisonnement alimentaire, entorse, faiblesse, éjaculation excessive, faiblesse sexuelle (éjaculation précoce, absence d'érection), fièvre, filarioses, folie, fontanelle, gale, gingivite, goitre, gonococcie, hématémèse, hémorroïde, hernie, hydrocèle, hyperacidité vaginale, hypertension artérielle, hypogalactie, insuffisance cardiaque (avec ou sans œdèmes), jaunisse, lombalgie, mal de bas ventre après accouchement, maladies du rein, maladies des bronches, maladies oculaires, maux d'estomac, migraines, morsures de serpents, névrite, otites, paludisme viscéral, panaris, plaies, prurit vulvaire, troubles du cycle menstruel, rhumatismes, rougeole, salpingite, stérilité féminine, stérilité masculine, surdité, syphilide, syphilis secondaire, toux, toux du nouveau-né, tuberculose, varicelle, vers intestinaux, vertiges, vomissements[2].

II. Promotion et valorisation des écosystèmes forestiers

La condition première de la promotion et la valorisation de la médecine traditionnelle dans les pays du Tiers-monde est la mise en place d'une chaîne de valeurs des produits forestiers. Elle se subdivise en deux étapes :

[2] Alexandre MBASSI MENYE, *Étude économique...*, p. 54.

1. La première consiste en la restauration du couvert végétal en contrepartie des espèces cueillies par des praticiens ;
2. La seconde concerne la transmission orale et académique des techniques culturelles médicinales, par la mise en place d'un ensemble de procédés et règles pour la transformation des plantes médicinales et l'élaboration des protocoles de recherche.

L'étude de la médecine traditionnelle comme nous allons le voir est riche humainement, mais aussi économiquement. Ainsi, nous considérons que la valeur ajoutée de cette science séculaire est une opportunité et une fortune pour nos pays. L'école et la recherche devraient alors retrouver dans ce domaine de la matière à étudier. De plus, dans un contexte mondial où les défis de développement reposent désormais sur la préservation de la nature, de nouveaux chantiers dans ce domaine viennent d'obtenir une légitimité collective et internationale.

1. Défis mondiaux

La lutte pour la santé de l'homme et la diminution de la pauvreté comme on peut le voir dans les Objectifs du Millénaire pour le Développement (OMD[3]) qui vise à

---

[3] Bref aperçu sur les Objectifs de Développement Durable (ODD)

- Le Programme de développement durable à l'horizon 2030 inclut 17 Objectifs de Développement Durable (ODD) devenus les nouveaux objectifs mondiaux, qui ont succédé aux Objectifs du Millénaire pour le Développement (OMD), le 1er janvier 2016 *(FAO, 2016)* ;
- Les ODD déterminent les politiques de développement pour les 15 prochaines années : de l'élimination de la pauvreté et de la faim, aux réponses face au changement climatique et à l'exploitation des ressources naturelles. L'alimentation et

l'éradication de plusieurs maladies, dont le SIDA, n'avaient pas intégré la médecine traditionnelle. Selon l'OMS[4], ladite médecine reste largement utilisée dans la plupart des pays, et son adoption s'accélère fortement dans d'autres. Mais il faut comprendre de ces Objectifs la nécessité de promouvoir la vie humaine par une veille à la santé de population du monde. Et ceci est déclamé ainsi : « permettre à tous de vivre en bonne santé et promouvoir le bien-être de tous et à tout âge ».

Le développement des savoirs endogènes thérapeutiques pour le renforcement de la médecine traditionnelle s'est davantage matérialisé lors de la première édition de la Journée Portes Ouvertes organisée par l'Association pour la Recherche en Anthropologie de Médecine Traditionnelle à Yaoundé au Cameroun le 24 août 2017 avec pour thème central : « **Contribution de la médecine traditionnelle à l'atteinte des Objectifs de Développement Durable (ODD)** ». Il s'agissait en effet de voir comment la médecine traditionnelle pourrait participer à cet élan de sauvegarde et de préservation de la vie humaine. Et en ce sens, l'un des sous-thèmes qui portait sur : « La portée de la médecine traditionnelle dans l'atteinte des ODD » a permis de susciter la prise de conscience des populations sur la valeur de la médecine traditionnelle et la nécessité de conscientiser et d'interpeler ses acteurs pour une participation plus considérée à la santé des populations.

---

l'agriculture constituent les moteurs du programme pour le développement durable à l'horizon 2030 ;

- Il appartient à chaque État de « fixer ses propres cibles pour répondre aux ambitions mondiales, tout en tenant compte de ses spécificités » et des indicateurs nationaux, en lien avec ceux définis au niveau mondial.

[4] Selon le document de stratégie de l'OMS pour la MT 2014-2023, p. 15.

Cette expérience nous permet de signifier avec force que les défis mondiaux pour la lutte contre la pauvreté et la promotion du développement durable doivent désormais compter avec la médecine traditionnelle. Il nous convient de relever que nous continuons d'attendre de voir véritablement l'implémentation des Objectifs de Développement Durable (ODD) dans un pays comme le Cameroun. Pourquoi est-ce que nous nous y investissons dans cet appel mondial avec acuité ? Après étude d'un tel projet, nous nous rendons compte que le développement durable est la bataille d'aujourd'hui avec une pensée tournée vers des générations futures. Les pays du Tiers-monde en général et le Cameroun en particulier ne peuvent pas continuer de faire silence face au déploiement de la médecine traditionnelle. C'est une piste de recherche importante qui pourrait générer des revenus et créer des emplois en préservant la santé des populations. Par principe, nous savons que la santé est le meilleur pourvoyeur de développement. Or, pour parvenir à réussir ce challenge de l'humanité entière, il est convenant d'impliquer les populations dans cette démarche de préservation de l'environnement. C'est en ceci que la société civile pourrait être finalement la veille alerte pour ces ODD.

Dans le but de réussir cette mission de préservation de l'environnement pour le bien-être et le bonheur de l'homme à partir des acteurs de la société civile, l'ARAM suscite des échanges et discussions à travers des conférences internationales orientées vers ce combat pour l'homme qu'elle considère comme ultime dans un contexte qui semble vouloir le développement à tout prix. Il est question ici de voir comment la médecine traditionnelle peut être un bras séculier dans l'atteinte des ODD. C'est en ce sens que nous livrons ici en quelques points l'essentiel des activités dédiées à cette mission humaine selon les actions de l'ARAM.

2. Sur la médecine traditionnelle et les Objectifs de Développement Durable (ODD)

- Contexte et mise en œuvre des ODD au Cameroun

Ce projet auquel doivent participer les divers acteurs de la société civile nécessite une forte sensibilisation. C'est ce qui justifie notre choix thématique : « Vulgarisation des Objectifs de Développement Durable (ODD) et stratégies de mise en œuvre au Cameroun[5] ». Selon l'exposant de cette thématique, « l'expérience des OMD a permis de comprendre que pour une meilleure mise en œuvre, les ODD doivent être contextualisés et être ainsi intégrés aux politiques nationales de développement. Le Cameroun pour sa part, dispose depuis 2009 d'un projet de développement, dit « émergence à l'horizon 2035 » et dont les objectifs sont les suivants :

- ✓ Réduire la pauvreté à un niveau socialement acceptable ;
- ✓ Devenir un pays à revenu intermédiaire ;
- ✓ Atteindre le stade de Nouveau Pays industrialisé ;
- ✓ Renforcer l'unité nationale et consolider le processus démocratique.

La première phase de cette vision 35 de développement est implémentée à travers le *Document de Stratégie pour la Croissance et l'Emploi* (DSCE) élaboré en 2009, et qui vise à :

---

[5] Présenté par : Monsieur FOUEGAP ATIOFACK Patrick, Démographe en service à la Cellule de Planification du Développement du Secteur Social (Division des Analyses démographiques et des Migrations/Direction Générale de la Planification et de l'Aménagement du Territoire) au Ministère de l'Économie, de la Planification et de l'Aménagement du Territoire (MINEPAT).

- ✓ Porter la croissance à 5,5 % en moyenne annuelle dans la période 2010-2020 ;
- ✓ Ramener le sous-emploi de 75,8 % à moins de 50 % en 2020 avec la création de dizaines de milliers d'emplois formels par an dans les dix prochaines années ;
- ✓ Ramener le taux de pauvreté monétaire de 39,9 % en 2007 à 28,7 % en 2020.

Concrètement, dans la mise en œuvre des ODD, le Cameroun en est à sa phase de contextualisation et de vulgarisation qui est commune à tous les pays. Plusieurs activités ont alors été menées à cet effet. Le MINEPAT a initié des ateliers visant à procéder aux travaux d'appropriation des ODD par les acteurs nationaux de développement au niveau de sept secteurs du DSCE :

L'atelier du 26 au 27 mai 2016 à Yaoundé a consisté à :

- ✓ Informer et former les acteurs locaux pour chacun des 17 ODD, sur les cibles qui sont adaptées au contexte national ;
- ✓ Affiner les critères de contextualisation des ODD.
- ✓ Les critères majeurs retenus pour la contextualisation des ODD sont les suivants :
- ✓ Ancrage à la vision 2035 ;
- ✓ Ancrage au DSCE[6] ;
- ✓ Ancrage aux stratégies sectorielles, thématiques et aux cadres stratégiques de performance des programmes ;
- ✓ Ancrage au plan de réponse humanitaire ;
- ✓ Points de vue des populations à la base.

[6] Document Stratégique pour la Croissance et l'Emploi.

Le Cameroun a ainsi dans sa première phase de contextualisation, adopté les 17 ODD au regard de ses objectifs de développement à moyen et à long terme. L'atelier sur les enjeux des Objectifs de Développement Durable, organisé à Yaoundé du 26 au 27 octobre 2016 au profit des magistrats municipaux camerounais, visait à sensibiliser les élus locaux sur le programme de développement post 2015. Un accent a été mis sur la nécessité d'adapter les modèles de développement local aux réalités économiques et sur le renforcement du processus de décentralisation des programmes de développement.

Par la suite, il nous convient également de mentionner l'atelier national tenu à Yaoundé les 19 et 20 décembre 2016, pour la localisation inclusive des Objectifs de Développement Durable au Cameroun qui aura tablé sur :

- ✓ La contextualisation des ODD et la priorisation des cibles ainsi que des indicateurs par les acteurs nationaux de développement et les représentants des populations à la base ;
- ✓ Le renforcement de l'appropriation des ODD au niveau de l'ensemble des acteurs ;
- ✓ La sensibilisation des acteurs de développement au niveau local sur le rôle qui leur est dévolu dans le processus de mise en œuvre des ODD au Cameroun.

Cette démarche mise en place avec l'accompagnement du gouvernement vise à impliquer le citoyen dans cette action de préservation de l'environnement. Le citoyen est plus proche de l'environnement que le gouvernement et c'est la raison pour laquelle une action faite sans son implication est un échec. C'est le citoyen qui dégrade et qui pollue, mais c'est également lui qui est capable de préserver et de protéger. Ainsi, parmi les 169 cibles des ODD,

43 interpellent directement l'individu qui peut s'investir directement.

Au vu des critères arrêtés précédemment, 90 cibles ont été retenues pour le Cameroun, soit 84 % des cibles contextualisables. L'ARAM dans sa mission de s'approprier ces objectifs se propose de prendre à son compte quelques cibles. En tant qu'acteurs de la société civile, nous nous devons de particulariser ce programme universel pour que notre contexte social en tire des profits au maximum. Ainsi, le domaine de la médecine traditionnelle peut s'approprier plusieurs de ces cibles qu'il nous convient de citer :

1. ODD3, Cible 6 : d'ici 2030, assurer l'accès de tous aux soins de santé sexuelle et procréative, veiller à la prise en compte de la santé procréative dans les stratégies et les programmes nationaux ;
2. ODD3, Cible 7 : faire en sorte que chacun bénéficie de la couverture santé universelle, comprenant une protection contre les risques financiers et donnant accès à des services de santé essentiels de qualité et des médicaments et vaccins sûrs, à un coût abordable ;
3. ODD 3, Cible 8 : appuyer la recherche et le développement des vaccins et médicaments contre les maladies transmissibles ou non qui touchent principalement les habitants des pays en développement, faciliter l'accès aux médicaments et vaccins essentiels par un coût abordable ;

ANCRAGE ENTRE MÉDECINE TRADITIONNELLE ET LES DOMAINES DE DEVELOPPEMENT DURABLE

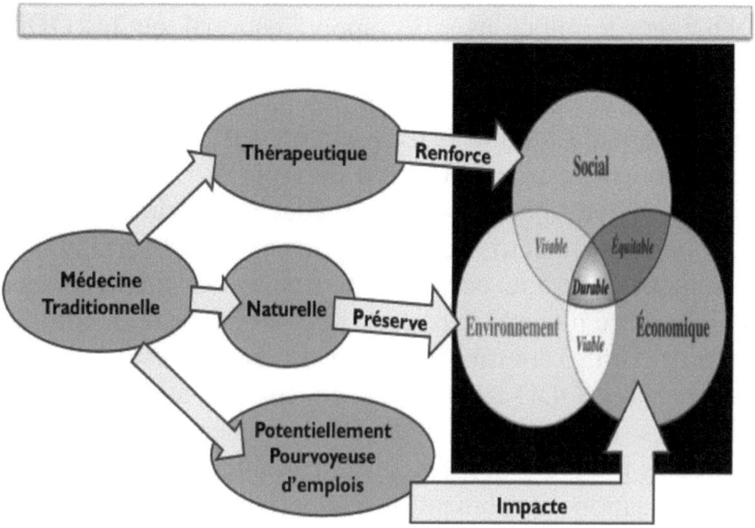

Source : Archive du MINEPAT, Yaoundé Cameroun, juillet 2017.

4. ODD8, Cible 2 : parvenir à un niveau élevé de productivité économique par la diversification, la modernisation technologique et l'innovation, notamment en mettant un accent sur les secteurs à forte valeur ajoutée et à forte intensité de mains d'œuvre ;
5. ODD8, Cible 3 : promouvoir les politiques axées sur le développement qui favorisent les activités productrices, la création d'emplois décents, l'entrepreneuriat, la créativité et l'innovation stimulent la croissance des microentreprises, des petites et moyennes entreprises et facilitent leur intégration au secteur formel, y compris l'accès aux services financiers.

Après cette brève présentation des objectifs qui relèvent d'un niveau d'appropriation de l'ARAM, il convient de noter que la phase de contextualisation et de vulgarisation des ODD sera terminée avec le rapport national sur les ODD dont la validation est en cours. Dans ce processus de validation, le point de vue des populations à la base pour l'opérationnalisation des ODD sera recueilli lors des ateliers régionaux pour la vulgarisation du rapport. Cette réflexion sur la « Contribution de la médecine traditionnelle à l'atteinte des Objectifs de Développement Durable (ODD) », peut donc être une occasion de relever les éléments qui pourront être intégrés dans cette opérationnalisation, afin de garantir ladite contribution. Sur la base de ce rapport national, les ODD seront pris en compte au niveau des stratégies et politiques nationales. Cependant, certaines stratégies intègrent déjà les ODD, car, elles étaient en cours d'actualisation au moment de l'adoption de ces derniers et faisaient déjà partie des Objectifs du Millénaire pour le Développement (OMD). On peut citer entre autres les stratégies dans les domaines de la santé ou de l'éducation en cours de révision. Mais il faudrait avoir de la matière forestière pour mettre en place lesdites stratégies.

3. Plan forestier

Pour répondre à cette exigence du développement durable, la sauvegarde et la préservation des forêts nous intéressent et nous y trouvons un fondement non seulement pour l'environnement, mais davantage pour protéger des plantes particulières qui nous semblent utiles pour l'avenir de l'humanité et qu'on retrouve dans notre environnement culturel. C'est pour cette raison que nous avons trouvé nécessaire de réfléchir sur la « Régénération des plantes médicinales face aux défis de la restauration des paysages pour l'atteinte des Objectifs de Développement Durable (ODD)[7] ».

L'objectif consistait à contribuer à l'éveil de la conscience des acteurs sociaux face aux risques d'épuisement des ressources forestières à cause de leur prélèvement abusif et incontrôlé dans la nature, et engager à court terme leur responsabilité sociale et environnementale, à travers la mise en œuvre des actions en faveur de la restauration des paysages et de la résilience face au changement climatique, dans la perspective de la construction d'un avenir durable et prospère.

Aperçu sur le sous-secteur forestier au Cameroun[8]

- ✓ Couverture forestière estimée à 22,5 millions d'hectares représentant 46 % du territoire national ;
- ✓ Diversité des actifs écologiques [flore constituée de plus de 9 000 plantes identifiées endémiques et exotiques, et une faune représentée par plus de 2 324 espèces (MINFOF, 2012)], et des services écosystémiques ;
- ✓ Zonage forestier constitué des forêts du domaine permanent (forêts domaniales et forêts de production) et du domaine non permanent (forêts du domaine national) ;
- ✓ 3e secteur d'importance en termes de contribution au Produit Intérieur Brut hors pétrole = 4 % ;
- ✓ 150 000 emplois, dont 14 % du secteur formel et 86 % du secteur informel. Une tendance à la hausse

[7] Présenté par : Monsieur Anicet NGOMIN, Ingénieur forestier spécialisé (TS) ministère des Forêts et de la Faune/Cameroun, Expert APV/FLEGT et Sylviculture tropicale, Point focal MINFOF/Changement climatique, Point focal Fonds bleu du bassin du Congo, Point focal Restauration des paysages forestiers (AFR100/Bonn Challenge).

[8] Selon les informations du ministère des Forêts et de la Faune du Cameroun.

des valeurs d'indicateurs de suivi de la diminution du couvert forestier : taux de déforestation = 0,14 % ; et de dégradation = 0,01 % ;

On peut tout de même relever quelques problèmes liés à ce potentiel forestier :

- ✓ Risques de dépassement des limites écologiques et de la biocapacité pouvant résulter d'une consommation effrénée des ressources naturelles et forestières en particulier ;
- ✓ Émissions des gaz à effet de serre, augmentation des problèmes économiques et sociaux, migrations des réfugiés climatiques, nouvelles fractures entre le Nord et le Sud, inégalités diverses, menaces sur la production de la biomasse, la fertilité du sol, la biodiversité, le couvert forestier, etc.

Toujours au niveau national, il nous convient de souligner les mesures prises par le gouvernement camerounais ainsi que les engagements sous-régionaux et internationaux en matière de gestion durable des forêts et de lutte contre le changement climatique. Il est question dans un ouvrage comme celui-ci de provoquer des démarches chez les autres associations de la société civile en vue d'une atteinte plus généralisée de ces objectifs qui participent du mieux-être de nos populations. Il y a ainsi un encadrement national, sous-régional et international qui devrait encourager la participation des associations à ces principes généraux qui doivent s'implémenter pour le bien des populations. Notons entre autres :

- La mise en place et l'appropriation au niveau national des politiques, des instruments juridiques et institutionnels, des stratégies opérationnelles et ***d'approches de « nouvelles générations »*** (*révision des normes d'exploitation forestière, sylviculture de 2e génération, système de vérification de la légalité* *forestière et traçabilité informatique du bois, etc.*) permettant de contrôler la demande, d'aménager les forêts et de renouveler la ressource à travers le reboisement et la régénération forestière ;

- La mise en œuvre du Programme Sectoriel Forêt Environnement (2003) et du Programme National de Développement des Plantations Forestières ;
- La mise en œuvre du Plan de convergence de la Commission des Forêts d'Afrique Centrale (COMIFAC) ;
- La mise en œuvre du processus de Réduction des Émissions dues à la Déforestation et à la Dégradation Forestière, incluant la conservation, la gestion forestière durable et l'augmentation des stocks de carbone forestier (REDD+) ;
- Les actions en vue de la réduction de 32 % de ses émissions de gaz à effet de serre (COP 21) ;
- Le renforcement de la gouvernance forestière et de la transparence à travers les Accords de Partenariat volontaire/FLEGT Cameroun-Union Européenne (2011)[9] ;
- L'engagement auprès du NEPAD à œuvrer d'ici 2030, pour la restauration de 12 062 768 hectares de forêts dans le cadre de l'Initiative de Restauration de 100 millions d'hectares de Paysages forestiers Africains (AFR100/Bonn Challenge), etc. ;

---

[9] Les Accords de Partenariat Volontaires (APV) sont un des éléments du Plan d'action de l'UE de 2003 relatif à l'application des réglementations forestières, à la gouvernance et aux échanges commerciaux (FLEGT) visant à enrayer l'exploitation forestière illégale. L'UE a élaboré le Plan d'action FLEGT pour répondre aux préoccupations internationales de plus en plus nombreuses qui portent sur les effets sociaux, économiques et environnementaux de l'exploitation forestière illégale.

- La complexité des actions à mettre en œuvre, nécessité de coordination des efforts à tous les niveaux (public et privé, national, sous-régional et international).

Après cette présentation des instruments nationaux (bien évidemment appuyés sur les mesures sous-régionales et internationaux) dans cette démarche de protection de l'environnement, il nous semble utile d'orienter notre lecteur dans cette recherche dont l'objectif est de susciter une plus grande participation de la société civile. Nous proposons un aperçu sur les PFNL [10] et les plantes médicinales en particulier en mettant un accent sur la problématique de leur gestion.

À ce sujet, nous notons que les produits forestiers non ligneux sont décrits comme étant des produits d'origine biologique (faune et flore) autres que le bois, provenant de la forêt naturelle, artificielle ou des systèmes agroforestiers (FAO, 2005). Ils sont très variés et diversifiés. D'un point de vue statistique (MINFOF, 2013), la forêt camerounaise produit plus de 1 044 772 tonnes (feuilles, écorces, graines, etc.) de PFNL par an. De nombreux ménages ruraux de la Sous-région dépendent des PFNL qui leur fournissent des biens essentiels tels que les fruits, des médicaments, de la nourriture et du matériel de construction.

Nous précisons que l'extension de l'espace urbain, des activités utilisant les ressources naturelles et l'importance de la mobilité des personnes sont à l'origine de l'intensification des prélèvements sur les ressources naturelles et constituent de ce fait, un facteur de dégradation des écosystèmes et d'appauvrissement du patrimoine biologique et génétique du pays. Aussi, certains PFNL en particulier les plantes médicinales font l'objet d'un commerce sur le plan national et international et

[10] Produits forestiers non ligneux

contribuent de manière significative à l'économie des pays de la sous-région, malgré leur faible valorisation due à un certain nombre de facteurs, à savoir :

- L'enclavement des zones de production, accès limité aux marchés ;
- Le manque d'infrastructures (routes, marchés, unités de transformations et de conditionnements) ;
- Le marché informel (prix inadéquats) ;
- La faible capacité des acteurs ;
- Le niveau relativement faible du revenu des populations rurales ;
- La faible production (techniques archaïques et rudimentaires, accès limité à la forêt, rareté de la ressource) ;
- Les contraintes post récoltes et de conservation, etc.

Les plantes médicinales sont comprises comme les végétaux qui contiennent une ou plusieurs substances utiles du point de vue thérapeutique, ou qui sont précurseurs de la drogue utilisée dans les préparations pharmaceutiques modernes (Akerele, 1987). On compte environ 5 500 différentes espèces de plantes médicinales identifiées dans la flore d'Afrique en se référant aux nombreux résultats des enquêtes ethnobotaniques et des résultats des recherches pharmacologiques [(Neuwinger 2000)] cité par [(Balagizi 2013)].

Il faut également souligner que plus de 80 % de la population mondiale se soignent en faisant recours aux plantes médicinales extraites de la flore et de la pharmacopée locale (OMS, 1993). De plus en plus, certains pays africains élaborent des politiques avant-gardistes pour la promotion et l'utilisation des plantes médicinales dans les soins de santé primaires (OMS, 2002). Depuis 2008, la République Démocratique du Congo a défini sa politique nationale de promotion de la médecine traditionnelle et des plantes médicinales basées sur l'inventaire, la gestion, l'exploitation et la conservation des espèces à vocation médicinale. Toutefois, tandis que les savoirs traditionnels s'éloignent, les plantes qui servent de matières premières subissent aussi une dégradation parallèle, soit par la perte de leur habitat naturel soit par leur surexploitation.

Actuellement, la majorité de ces produits sont exclusivement exploités à partir des ressources sauvages. Les multiples pressions anthropiques sur les ressources forestières rendent impératif le recours à la domestication de nombreuses espèces forestières ayant une valeur élevée. Dans ce contexte, il est urgent de développer les stratégies de conservation des cultures, des savoirs et des plantes qui y sont liées. Cette action consiste à valoriser les connaissances, à les dynamiser et les capitaliser en les adaptant à l'intérieur de la société en cours de mutation. Cette démarche peut s'appuyer sur la disponibilité, l'accessibilité, l'acceptabilité des cultures locales et des besoins de la population. Il faut développer une adéquation entre les deux. De plus, il faudra susciter une plus grande considération et conservation des cultures endogènes si l'on veut préserver ces héritages naturels. Comme nous pouvons le comprendre, il y a dans cette démarche une rentabilité financière importante qui pourrait créer de la valeur ajoutée.

Toujours dans cette séquence réservée aux politiques nationales de l'environnement avec un ancrage sur les plantes médicinales, on peut noter que le développement d'une filière des plantes médicinales et de production de phytomédicaments peut contribuer à la création d'activités génératrices de revenus à travers la mise en place de petites et moyennes entreprises. Pour y parvenir, il est impératif de relever le défi du manque d'outils et de méthodes de contrôle de la qualité des produits ; du manque d'équipements et d'infrastructures de transformation ; de la faiblesse en expertise du point de vue du conditionnement et de la transformation des plantes médicinales. L'intérêt des thérapeutes traditionnels pour la sauvegarde des plantes médicinales est évident, car « *sans plantes médicinales, il n'y a pas de médecine traditionnelle* ». La suite de notre analyse consistera à mettre en exergue la nécessité de renforcer ou de lutter contre l'appauvrissement des forêts dans un contexte où les économies capitalistes tentent de considérer l'environnement comme un moyen sans limites d'enrichissement.

4. Régénération des plantes médicinales par la domestication en vue de la contribution à la restauration des paysages et la gestion durable des ressources forestières

La Régénération *forestière* est l'ensemble des processus naturels spontanés et des stratégies et techniques sylvicoles de restauration du couvert forestier. Elle peut être soit naturelle [11] soit artificielle [12]. La Domestication est le processus par lequel les espèces sauvages sont sélectionnées et adoptées par l'homme dans le but de les cultiver hors de leur milieu naturel. Il existe une *domestication « participative »*. Elle a lieu quand les communautés rurales sélectionnent, propagent et gèrent les arbres par rapport à leurs besoins, en partenariat avec les scientifiques, les autorités civiles et le secteur privé. Elle est de ce fait orientée vers les marchés locaux spécifiques et englobe aussi bien l'utilisation des connaissances locales que celles de la sélection génétique basée sur des principes scientifiques. La procédure interactive implique l'identification, la production, l'aménagement et l'adoption du matériel de plantation amélioré.

---

[11] La forêt qui se régénère elle-même.
[12] Par l'action de l'homme.

a. Identification des espèces prioritaires[13]

Le nombre d'espèces existant dans les technologies agroforestières est important, il varie entre 100 et 2 500 espèces (Tchoundjeu *et al.*, 1999). Par conséquent, un programme de domestication ne peut être appliqué à tant d'espèces de manière efficace. De même, toutes les espèces ne peuvent être domestiquées. C'est pour cette raison qu'il est convenant de mettre en place une échelle de priorité. Le CIRAF a ainsi établi un schéma décisionnel dans le but de déterminer si une espèce devait être domestiquée ou non et, le cas échéant, avec quelle intensité et quels objectifs [Jaenicke et al. (1995) et Franzel et *al.* (1996) cités par Tchoundjeu (1999)].

Cette échelle des priorités est importante dans la mesure où elle permet d'identifier les espèces prioritaires dans le cadre du Programme de l'Association pour la Recherche en Anthropologie de Médecine Traditionnelle (ARAM), et de déterminer celles qui contribuent le plus à réaliser ses objectifs de recherche tout en étant peu coûteuses et rentables. Le processus concernant l'établissement de priorités de domestication comprend théoriquement 7 phases :

- ✓ La création d'une équipe pluridisciplinaire composée de forestiers, d'agronomes, de tradipraticiens de santé, d'économistes et de sociologues ;
- ✓ L'évaluation des besoins des potentiels acheteurs et utilisateurs ;
- ✓ L'évaluation des espèces actuellement utilisées par les acheteurs ;
- ✓ Le classement des produits issus d'arbres, selon leur importance, en fonction de plusieurs critères

[13] Elles ont une grande valeur au plan médicinal. Le projet consiste à améliorer leur base génétique.

(nourriture et sécurité alimentaire, vertus médicinales, valeur sur le marché et valeur potentielle du produit) ;

- ✓ L'identification des espèces prioritaires ;
- ✓ L'évaluation et le classement des espèces prioritaires ;
- ✓ La mise au point d'une liste finale des espèces prioritaires en vue de leur domestication.

b. Processus de domestication

- ***Étapes de la domestication***

- Définir les priorités (choix des espèces/ priorisation) ;
- Sélectionner les meilleurs arbres individuels ;
- Collecter le germoplasme[14] (semences et autres) ;
- Multiplier à travers la propagation sexuée (graine) et la propagation végétative (bourrage, marcottage ou greffage) ;
- Intégrer dans les champs et gérer ;
- Commercialiser les arbres et produits d'arbres.
  - Création d'une banque de gènes pour fournir de manière continue le matériel génétique pour diversifier des espèces prioritaires en vue d'une sélection future.
  - Amélioration génétique par la méthode de propagation végétative.

---

[14] Le germoplasme est le matériel héréditaire transmis à la progéniture au moyen de cellules germinales capables de permettre de préserver directement la biodiversité au niveau génétique et spécifique. Il représente une ressource génétique et contribue indirectement à l'augmentation de la biodiversité.

Les techniques de multiplication végétative constituent le moyen le plus rapide et efficace de sélectionner, collecter et multiplier les caractères considérés par l'ARAM comme désirables parmi les espèces prioritaires, avant l'intégration de celles-ci dans des systèmes agroforestiers. La méthode de multiplication végétative permet aux généticiens forestiers de reproduire des caractères ayant un intérêt particulier et de résoudre le problème de la pénurie des semences. Ce problème est important, car la plupart des espèces des forêts humides ont une fructification irrégulière.

La multiplication végétative est également une technique relativement simple pour multiplier, tester, sélectionner et utiliser pleinement la diversité génétique présente dans la plupart des espèces d'arbres et elle peut être facilement appliquée dans le cadre du Programme de l'ARAM. Ainsi, des clones sélectionnés, très productifs, mais sans lien, peuvent être commercialisés pour le reboisement ou d'autres techniques agroforestières telles que l'enracinement, l'écussonnage et le marcottage aérien, pour sélectionner les caractères désirables des espèces ayant une valeur élevée.

- ***Techniques de propagation***

Propagation sexuée : la multiplication générative se fait par semis à l'aide des graines et s'appuie sur trois techniques :

- semis direct ;
- production des plants "à racines nues" ;
- production des plants en sachet.

Propagation végétative : la multiplication végétative utilise un fragment de l'appareil végétatif pour multiplier la plante. Les différentes variantes les plus couramment utilisées en milieu rural sont : le bouturage, le marcottage et le greffage.

- Mécanismes de la domestication ;
- Sélection humaine ;
- Mycorhization ;
- Exploitation de la diversité intra-spécifique ;
- Hybridation ;
- Biotechnologies (transgénèse, culture in vitro, hybridation somatique…).

Schéma de la domestication des plantes

Si l'un des objectifs de la domestication est d'améliorer de façon quantitative et qualitative les productions végétales, il convient également d'indiquer que cette pratique présente des limites dues aux techniques d'amélioration des plantes qui peuvent conduire à une homogénéité génétique des cultures, dans la mesure où, seules sont conservées les cultures conformes aux exigences des producteurs.

Tableau 2 : Domestication des plantes

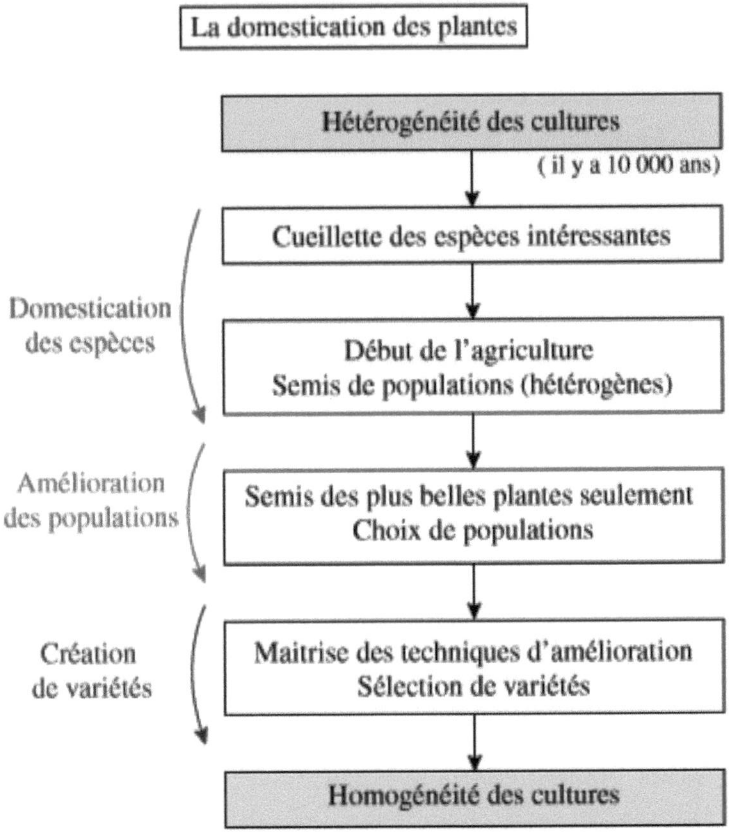

Source : Archive du MINFOF 2017

Au-delà de la présentation qui précède, parfois aux contours essentiellement techniques, il n'en demeure pas moins que la démarche pionnière et avant-gardiste de l'Association pour la Recherche en Anthropologie de Médecine Traditionnelle (ARAM) peut à travers ces assises, servir de modèle, compte tenu des actions en cours ou en perspective initiées par cette dernière ; elle se traduit entre autres, par une collaboration agissante aussi bien avec les sectoriels en charge des domaines techniques variés, que des Organisations nationales et internationales diverses ;

Au niveau du MINFOF, cette démarche s'est matérialisée par l'approbation d'un projet de reboisement et de régénération forestière présenté par ARAM, dont la mise en œuvre effective dans le Département du Nyong-et-Kellé sur plusieurs hectares a été soutenue financièrement en 2015 par une subvention du Fonds Spécial de Développement forestier du MINFOF, et techniquement par la délégation départementale des Forêts et de la Faune du Nyong-et-Kellé. Les résultats à ce jour sont encourageants, mais méritent somme toute d'être soutenus pour que l'activité se poursuive. En engageant ainsi de manière volontaire sa responsabilité sociale et environnementale à travers des actions de restauration des paysages forestiers qui viennent d'être brièvement présentés, l'ARAM s'inscrit désormais au rang des contributeurs à la réalisation des ODD.

5. Sur la question du « Patrimoine culturel immatériel et matériel au cœur des Objectifs de Développement Durable (ODD)[15] »

Notre démarche consiste à mettre à disposition du lecteur les outils utiles, d'abord pour la compréhension de cette préoccupation commune à l'humanité, mais davantage pour la mise sur pied d'actions en toute légalité et légitimité. Les textes fondamentaux qui régissent ce domaine sont :

- ✓ La convention de 1972 sur la protection du patrimoine mondial naturel et culturel (UNESCO) ;

---

[15] Présenté par : Madame Suzanne Pulchérie NNOMO ELA, Chef de service du Patrimoine culturel et des Musées à la Délégation Régionale des Arts et de la Culture du Centre Yaoundé Cameroun.

- ✓ La convention de 2003 sur la sauvegarde du patrimoine mondial immatériel de l'humanité (UNESCO) ;
- ✓ La constitution de l'OMS ;
- ✓ Les résolutions des Nations-Unies sur les ODD.

Selon la convention de 1972, à son Art.1 sur le patrimoine culturel, sont considérés comme "patrimoine culturel" :

- ✓ Les monuments : œuvres architecturales, de sculpture ou de peinture monumentale, éléments ou structures de caractère archéologique, inscriptions, grottes et groupes d'éléments, qui ont une valeur universelle exceptionnelle du point de vue de l'histoire, de l'art ou de la science ;
- ✓ Les ensembles : groupes de constructions isolées ou réunies, qui en raison de leur architecture, de leur unité, ou de leur intégration dans le paysage, ont une valeur universelle exceptionnelle du point de vue de l'histoire, de l'art ou de la science ;
- ✓ Les sites : œuvres de l'homme ou œuvres conjuguées de l'homme et de la nature, ainsi que les zones y compris les sites archéologiques qui ont une valeur universelle exceptionnelle du point de vue historique, esthétique, ethnologique ou anthropologique.

Typologie du patrimoine culturel

- ✓ Mobilier ;
- ✓ Immobilier ;
- ✓ Matériel ;
- ✓ Immatériel.

Convention de 1972, Art.2 Patrimoine naturel. Sont considérés comme patrimoine naturel :

- Les monuments naturels constitués par des formations physiques et biologiques ou par des groupes de telles formations qui ont une valeur universelle exceptionnelle du point de vue esthétique ou scientifique ;

- Les formations géologiques et physiographiques et les zones strictement délimitées constituant l'habitat d'espèces animale et végétale menacées qui ont une valeur universelle exceptionnelle du point de vue de la science ou de la conservation ;
- Les sites naturels ou les zones naturelles strictement délimitées, qui ont une valeur universelle exceptionnelle du point de vue de la science, de la conservation ou de la beauté naturelle.

Convention 2003 patrimoine culturel immatériel

- Les pratiques, représentations, expressions connaissances et savoir-faire ainsi que les instruments, objets, artefacts et espaces culturels qui leur sont associés - que les communautés, les groupes et, le cas échéant, les individus reconnaissent comme faisant partie de leur patrimoine culturel ;
- Ce patrimoine culturel immatériel, transmis de génération en génération, est recréé en permanence par les communautés et groupes en fonction de leur milieu, de leur interaction avec la nature et de leur histoire, et leur procure un sentiment d'identité et de continuité, contribuant ainsi à promouvoir le respect de la diversité culturelle et la créativité humaine ;
- Aux fins de la présente Convention, seul sera pris en considération le patrimoine culturel immatériel conforme aux instruments internationaux existants relatifs aux droits de l'homme, ainsi qu'à l'exigence du respect mutuel entre communautés, groupes et individus, et d'un développement durable.

La suite de ce travail, notamment la deuxième partie, qui sera la mise en œuvre effective de ces principes nous montrera l'effort d'appropriation faite par l'ARAM de la stratégie internationale de préservation et de protection de l'environnement. C'est dans cet élan que cette recherche sur la médecine traditionnelle prend toute sa légitimité en tant qu'élément du patrimoine culturel immatériel.

Selon l'UNESCO

Patrimoine immatériel

- Il comprend également **les traditions** ou les expressions vivantes **héritées** de nos **ancêtres** et **transmises** à nos **descendants**, comme les traditions orales, les arts du spectacle, les pratiques sociales, rituels et événements festifs, les connaissances et pratiques concernant la nature et l'univers ou les connaissances et le savoir-faire nécessaires à l'artisanat traditionnel.

Selon l'OMS

Médecine traditionnelle

- Ensembles de pratiques et de traditions à visée thérapeutique, généralement hérités d'un ascendant et transmises oralement ou par le biais de rituels, et initiation. Elle a généralement pour support la nature, l'univers et une ou des divinités(Esprit, génies....)

Dans cette dynamique, la 62e Assemblée mondiale de la santé tenue du 18 au 27 mai 2009 à Genève affirme que :

1. Tout être humain a le droit et le devoir de participer individuellement et collectivement à la planification et à la mise en œuvre des soins de santé qui lui sont destinés ;
2. Les soins de santé primaires font appel tant à l'échelon local qu'à celui des services de recours aux personnels de santé ;
3. La médecine traditionnelle couvre un large éventail de thérapies et de pratiques qui peuvent beaucoup varier d'un pays et d'une région à l'autre ;

4. Reconnaissant que la médecine traditionnelle est l'un des moyens à la disposition des services de soins de santé primaires qui pourraient contribuer à améliorer les résultats sanitaires, y compris ceux qu'impliquent les Objectifs du Millénaire pour le Développement (OMD).

Bien que les Objectifs de Développement Durable ne soient pas juridiquement contraignants, il est attendu des gouvernements qu'ils prennent les choses en main et mettent en place des cadres nationaux pour atteindre ces objectifs qui sont, sans aucun doute, une avancée pour l'homme en particulier et pour l'humanité en général. C'est en ce sens qu'une association comme l'ARAM a le devoir de porter les couleurs du Cameroun dans ce combat pour l'homme et pour la vie humaine dans le domaine de la santé par exemple. On peut alors envisager une contribution de la médecine traditionnelle dans l'atteinte des Objectifs du Développement Durable à travers :

- La mise en route de certains éléments du patrimoine culturel immatériel. La médecine traditionnelle peut ainsi contribuer de manière efficace à un développement social et économique durable ;
- Ce patrimoine est pratiqué et transmis par les communautés concernées pour des raisons qui passent par le maintien de leur sentiment d'identité et de continuité, le bien-être social, la maîtrise de leur environnement naturel et social et la génération de revenus ;
- Une bonne partie de pratiques et de savoirs traditionnels ou autochtones est, ou peut être intégrée dans la santé, l'éducation et la gestion moderne de l'environnement naturel et social ;
- Les projets de développement destinés à renforcer la cohésion sociale, le développement économique,

l'éducation ou la santé qui relèvent du vital, et qui sont une nécessité pour les communautés locales ;

- Les savoirs et les pratiques concernant la nature et l'univers, interprétés comme « patrimoine culturel immatériel », peuvent aussi aider à assurer la disponibilité durable des ressources naturelles spécifiques nécessaires à la pratique de ce patrimoine ;

Pour un pays comme le Cameroun, il faut dépasser les préjugés sur la médecine traditionnelle. Le 4e pilier des ODD l'illustre parfaitement :

- La médecine traditionnelle ne devrait plus être un tabou ou se pratiquer dans l'illégalité ou dans la clandestinité. C'est un savoir qui devrait se transmettre non plus de père en fils, mais être ouvert de manière à ce que tout le monde, initié ou non, puisse y avoir y accès. Ce qui signifie que la médecine traditionnelle peut se constituer en un corps de métier à l'exemple de la médecine moderne ;
- Les pays du Tiers-monde et notamment le Cameroun gagneraient à vulgariser et à légaliser la médecine traditionnelle afin d'améliorer la qualité de vie des membres de leurs communautés ;

Dans cette logique, on pourrait réduire la famine et privilégier des repas patrimoniaux, comme nous le verrons plus tard, capables de préserver la santé des populations. Il faudrait alors, compte tenu de la nécessité d'un tel investissement humain et financier, favoriser la création des écoles et des institutions de formations dans le domaine de la médecine traditionnelle. On aurait alors par de telles actions créé des emplois pour de jeunes gens qui triment à trouver de quoi s'occuper à la fin de leur formation scolaire et universitaire.

6. Nécessité de reconnaissance nationale

Cette préoccupation de prise en compte de la médecine traditionnelle comme fondement de développement est depuis quelques décennies soulevée avec acuité. En avril 2016, la Fédération des praticiens de la Médecine Naturelle et traditionnelle du Cameroun (FENACAM) à travers ses membres, à l'instar du Pr Nyeck Liport qui, à l'occasion d'une conférence de presse à Akwa dans la ville de Douala, exprimait la nécessité de prendre en compte la médecine traditionnelle dans le domaine de la santé au Cameroun. Il a été proposé d'organiser les états généraux de la culture et de la santé dans ce pays. Ceci avec pour objectif d'envisager une coopération entre la médecine moderne et la médecine traditionnelle. L'idée était de gérer les cas de maladies en fonction de l'une ou de l'autre compétence. Cette fédération a déploré la présence de nombreux charlatans dans les deux corps de médecine qui œuvrent en défaveur des malades. C'est dans cet ordre d'idées que l'Association pour la Recherche en Anthropologie de Médecine Traditionnelle (ARAM) poursuit ses missions majeures, à savoir :

- Mettre à la disposition des populations et des communautés des outputs de recherches en vue de leur commercialisation en tenant compte des exigences liées à la propriété intellectuelle ;
- Mettre en œuvre la dynamique de planter des arbres afin de se procurer des éléments naturels, servant aussi bien dans l'alimentation qu'au traitement des affections et autres pathologies, gage d'une santé durable en accord avec les piliers des ODD.

a. Synthèse des recommandations

Les recommandations listées à la fin des travaux ont été résumées en quelques points afin d'accroitre l'efficacité dans ce domaine :

- La mise sur pied d'un réseau de médecins traditionnels ;
- La sensibilisation et l'accompagnement des médecins traditionnels pour une gestion durable des ressources forestières ;
- La mise sur pied de certains mécanismes facilitant des exonérations fiscales pour les membres du réseau des médecins traditionnels ;
- La mise sur pied d'une plate-forme de dialogue entre les décideurs étatiques et le réseau des tradipraticiens agréés ;
- L'introduction dans les programmes scolaires d'un module pour présenter les vertus de la médecine traditionnelle ;
- La mise en place d'un mécanisme de pérennisation de ce domaine de médecine.

b. Difficultés rencontrées

Dans notre volonté de faire sortir la médecine traditionnelle de la clandestinité, nous faisons chaque jour des efforts pour présenter aux autorités les savoir-faire dont regorge la médecine traditionnelle. Mais il faut noter que quelquefois, et surtout dans un contexte où la science n'est pas très avancée, nous faisons face au manque de volonté de certaines structures à s'engager dans cette démarche qui nous semble salutaire pour les populations dans le monde en général et en Afrique en particulier.

Avant d'explorer les actions du gouvernement camerounais dans le domaine de la médecine traditionnelle, il nous convient de signifier que l'ARAM tente, par son action au quotidien, de démontrer les vertus de cette discipline que beaucoup considèrent comme dépassée. En nous inscrivant dans la logique des Objectifs de Développement Durable, nous comptons participer en tant qu'acteurs de la société civile, à une réappropriation des valeurs culturelles que nous retrouvons dans notre patrimoine traditionnel et ancestral.

7. Actions gouvernementales en matière de santé au Cameroun

a. Axes stratégiques prioritaires

Après une brève exploration des questions environnementales et de santé que nous venons d'illustrer dans un domaine que nous pouvons appeler international, à travers les Objectifs de Développement Durable, nous allons poursuivre en évaluant les stratégies nationales d'appropriation dans cette démarche. À ce propos, notons que la Stratégie sectorielle de santé[16] mise en place par le gouvernement camerounais entre 2001-2015 énonce les axes prioritaires sur lesquels les différentes parties prenantes devraient concentrer leurs efforts. À ce titre, elle a fixé les grandes orientations sur les axes stratégiques prioritaires de concentration des actions en matière de santé des pouvoirs publics avec l'appui de leurs partenaires internationaux qui sont : Union Européenne, Coopération Française, GIZ, UNICEF et OMS.

Relevons que c'est de cette Stratégie sectorielle que le ministère en charge de la Santé publique au Cameroun a délivré à l'Association pour la Recherche en Anthropologie de Médecine Traditionnelle une lettre d'Accord de

[16] Il s'agit du plan stratégique de santé du gouvernement camerounais sur le cours des années 2001-2015.

Collaboration, le 20 octobre 2014[17]. Ainsi, l'État a besoin des partenaires de la société civile pour rendre concret son action. C'est dans ce cadre bien délimité que l'ARAM travaille. Selon le ministère de la Santé publique, « le Cameroun s'est aligné à la stratégie sous-régionale de l'OMS qui encourage la promotion du rôle de la médecine traditionnelle dans le système national de santé. C'est dans ce cadre que la médecine traditionnelle fait partie intégrale des soins de santé primaires au Cameroun. Il faut se souvenir qu'en 1976, une stratégie de revalorisation de la médecine traditionnelle avait été mise au point par le Gouvernement camerounais avec la création de l'Institut de recherches Médicales et d'Études des Plantes Médicinales (IMPM), chargé de la recherche opérationnelle auprès du ministère de la Recherche scientifique et de l'Innovation ».

Il faut alors regretter qu'il n'y ait pas au Cameroun un cadre légal pour l'exercice de la médecine traditionnelle. Elle n'avance qu'en fonction des résultats qu'elle produit. Relevons également que les acteurs de ladite médecine ne bénéficient d'aucun soutien pour l'exercice de leur fonction. La médecine traditionnelle est, nous dit-on, « tolérée ». Les rares séances de travail que l'ARAM a eu avec le Chef de Service du Développement de la médecine traditionnelle au ministère de la Santé publique (MINSANTÉ), font état de ce que c'est l'OMS qui incite le ministère en question à travailler avec les tradipraticiens. La réglementation de la médecine traditionnelle au Cameroun reste donc en attente. Peut-être que c'est grâce aux résultats que la médecine traditionnelle produira, qu'elle prendra progressivement son autorité. Mais nous insistons sur le fait qu'il doit avoir une coopération

[17]Lettre d'Accord de Collaboration délivrée à l'ARAM par l'État du Cameroun (MINSANTE) sous le numéro D 30-747/L/MINSANTE/SG/DCOOP/CPN/CEA3, le 20 octobre 2014. Pour plus amples informations, voir annexe.

régulière et soignée entre la médecine moderne et la médecine traditionnelle. C'est dans cette coopération que chacune de ces expressions de la médecine parviendra à mieux répondre aux préoccupations humaines. On peut aussi regretter que les chercheurs investis dans le domaine de la médecine moderne ne prennent pas à bras le corps cette préoccupation dont on sait possible d'être un renforcement pour leur domaine de compétence.

b. Suivi des patients

Le tableau ci-après renseigne sur les patients rencontrés en 2011 et leurs pathologies qui ont obligé les praticiens de l'Association pour la Recherche en Anthropologie de Médecine Traditionnelle, à la cueillette des plantes dans toutes les régions où la matière première médicinale pouvait être disponible. Il s'agit d'une expérience de terrain qui est fonction de différents cas de maladies elle a fait face.

- **Tableaux et graphiques**

Tableau 1: Tableau récapitulatif des consultations 2011

Troubles paranormaux et psychiques	Nombre de patients	Les carences	Nombre de patients
Possession	42	Obésité	50
Otite	1	Calcul	8
Autisme	3	Goutte	40
Troubles de l'hérédité	25	Lordose	6
Maladies des nerfs	5	Scoliose	9
Perte et troubles de mémoire	6	Fractures	12
Toxicomanie	4	Troubles visuels	14
Épilepsie	2	Rhumatisme	25
Fontanelle	2	Carences en oligo-éléments	6
Cleptomanie	5	Carie dentaire	8
Envoûtement	39		

MST/IST		**Maladies cardiovasculaires**	
Faiblesse sexuelle	32	Tachycardie	2
Prostate	13	Tuberculose	11
		Troubles respiratoires	8
Maladies obstétriques		Ulcères	6
Kystes ovariens		Blessures de l'œsophage	1
Frigidité	102	poison	16
Troubles sexuels	18		
Hépatite/cirrhose de foie	68	**Maladies hydriques et cutanées**	
	80	Vers de guinée	7
Fièvres		Poison	20
Typhoïde	43	Décapage de la peau	30
Paludisme	72	Abcès/Furoncle	20
Rate	8		
Varicelle	5	**Maladies obstétriques**	
Jaunisse	1	Kystes ovariens	102
Rougeole	3	Frigidité	18
		Troubles sexuels	68

Source : Rapport d'activités de l'ARAM, 2009-2011

Graphique 1 : Récapitulatif des consultations 2011

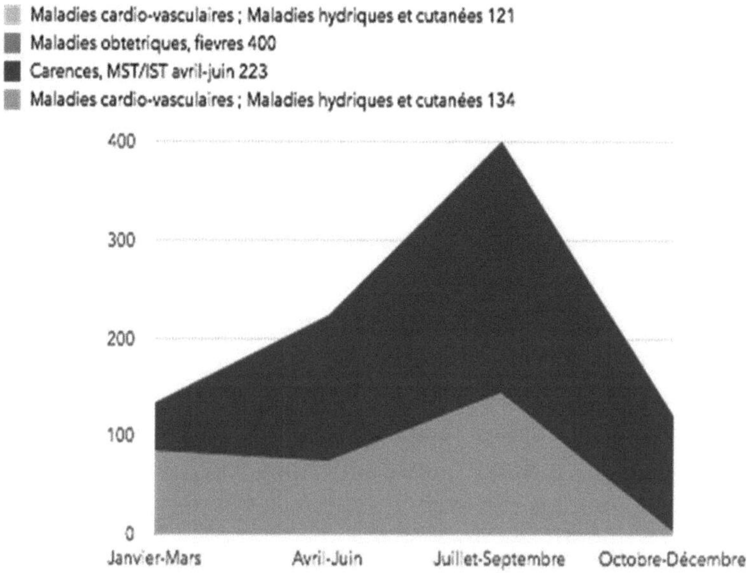

Source : Rapport d'activités de l'ARAM, 2009-2011

c. Synthèse et interprétation du tableau récapitulatif des maladies

L'Association pour la Recherche en Anthropologie de Médecine Traditionnelle a enregistré en 2011, un total de huit cent soixante-dix-huit (878) patients concentrés majoritairement dans les rubriques maladies obstétriques, carences, troubles paranormaux et psychiques. Il ressort du tableau récapitulatif que les populations souffrent en grand nombre des carences dues, pour la quasi-totalité, à la mauvaise alimentation.

On peut aussi signaler ici la montée vertigineuse des maladies obstétriques qui sont pratiquement devenues au Cameroun un véritable problème de santé publique. Le caractère mystico traditionnel des affections apparait clairement dans la colonne des troubles paranormaux et psychiques dont le nombre n'est pas à négliger. Les affections qui hier encore étaient soignées avec une seule plante ne peuvent être guéries aujourd'hui que par une association de plusieurs plantes et ceci à cause de la déforestation vécue dans les deux massifs forestiers cités plus haut. Généralement, nous faisons face à quatre types de patients :

1 Le premier type de patient est composé des personnes qui sont conscientes et se soucient énormément de leur santé. Après administration du traitement, elles observent une période de convalescence qui peut durer deux à six mois ou plus, selon les maladies. Pendant cette convalescence, des rendez-vous espacés d'une à quatre semaines leur sont fixés. Tout dépend des cas et de l'évolution vers la guérison.
2 Le deuxième type correspond aux personnes vivant loin des villes ou dans des pays lointains. Ces dernières ne pouvant subir des contre-visites pendant leur convalescence, leur suivi est effectué par téléphone ou par le biais d'internet.
3 Le troisième type de patient est composé des hommes politiques, d'affaires et des dignitaires religieux qui viennent se faire consulter la nuit tombée[18].
4 Le quatrième type comprend des personnes considérées comme inconscientes, c'est-à-dire celles dont la santé ne rentre pas dans l'ordre des priorités. Dans cette catégorie, il y'a beaucoup de récidives dans la mesure où, elles abandonnent le traitement aussitôt qu'elles se sentent un peu soulagées.

[18] Ceci parce qu'ils veulent préserver leur renommée.

d. Quelques Solutions

- Bubinga et Wengé

Des efforts de reboisement

Suivant l'arrêté N° 2401/MINFOF/CAB du 9 novembre 2012 portant suspension de l'exploitation du Bubinga[19] et

---

[19] Une surprise a été vécue un jour dans la région du Sud Cameroun plus précisément dans le Dja-et-Lobo où des abatteurs sauvages tronçonnaient un Bubinga qui servait d'arbre pour des traitements traditionnels aussi bien spirituels que naturels des Pygmées. Les Pygmées, personnes de petite taille, sont les premiers habitants de la forêt équatoriale au Cameroun. Les hors-la-loi étaient venus arracher ce qui était et restait de plus cher et précieux dans cette partie de la réserve du Dja composée de trois cases. Et c'est justement cet arbre qui majestueusement recouvrait dans toute sa plénitude, un rayon visiblement tracé par des porteurs de maladies de toutes sortes. Ce Bubinga qui manifestement avait vu plusieurs dizaines de générations était somme toute l'arbre pour lequel plusieurs visiteurs venaient voir et s'abreuver non loin de là dans un ruisseau qui prenait sa source dans les entrailles des pierres qui surplombaient ce littoral. Porteurs de toutes sortes d'armes, ces prédateurs se sont mobilisés et ont dégagé à coups d'intimidations le Chef des Pygmées et les siens. Ces derniers se sont réfugiés derrière toutes sortes de feuillages aux alentours de leurs cases tout en sortant par petits jets articulant des mots incompris par leurs agresseurs, en guise de maléfices pour eux et leurs descendances tout en essayant de défendre leur bien. Tout était préparé de près par ces prédateurs : abatteurs, engins et camions pour le transport de l'essence forestière volée. La route avait été tracée en même temps qu'ils arrivaient. Ces braconniers avaient brandi des documents pour expliquer qu'ils avaient l'approbation du gouvernement alors que non ! L'on a assisté à un spectacle ahurissant. Abasourdis, ceux qui étaient à la cueillette des écorces et plantes médicinales et en même temps rendaient visite à ces gardiens de la tradition n'ont dit mot de peur d'être molestés. Tout avait été très bien organisé pour que l'opération ne se déroule qu'en quelques heures, d'autant plus que le premier coup de téléphone ne pouvait être passé qu'à partir d'une distance estimée à vingt-cinq kilomètres sur les grandes collines et sur les arbres à cause de l'indisponibilité du signal téléphonique. En quelque temps, le géant

du Wengé à titre conservatoire dans le domaine national du Cameroun, l'ARAM s'est donné pour mission de pérenniser ces espèces menacées de disparition. C'est ce qui justifie la mise sur pied d'une pépinière de 3 000 plants parmi lesquels 1 200 pieds de Bubinga.

Réalisation de la Pépinière

- Installation de la pépinière

Les premières phases des travaux de mise en place de la pépinière consistent en :

- ✓ La construction d'un hangar utilisé comme abris ;
- ✓ L'achat des sachets et lattes ;
- ✓ La préparation et creusage d'un point d'eau ;
- ✓ La recherche de terre à ensacher ;
- ✓ La recherche de potentielles plantes forestières à reboiser ;
- ✓ La préparation de la semence ;
- ✓ L'identification des essences pré-germées.

---

des forêts (Bubinga) avait lâcher-prise et a laissé échapper son liquide de vie (cet arbre à sa maturité, lorsqu'il est coupé, laisse échapper un liquide semblable au vin rouge) afin de se retrouver au sol avec un bruit de tonnerre entrainant avec lui d'autres arbres et arbustes, si bien que la désolation qui se lisait sur le visage des Pygmées se transforma en larmes. Soudain, le soleil frappa l'assistance de plein fouet et les visiteurs, stupéfait, se sont posés la question suivante : « les amis que faire après tout ce spectacle ? » C'est en raison de telles prétentions de prédateurs qu'il est nécessaire de reboiser le Bubinga en disparition. En effet, il rentre dans la composition d'une pluralité de médicaments. Il nous faut signaler que lorsqu'un géant (Bubinga) est dévasté, il entraine nécessairement un déséquilibre de l'écosystème. Ce déséquilibre est tel que les plantes qui poussent sous son couvert disparaitront également. Il peut arriver qu'elles ne disparaissent pas, et dans ce cas, elles perdent leur valeur médicinale.

Les premiers travaux prévus ont été réalisés au village Mamb dans la localité de Ngog-Mapubi sur une superficie de 10 ha pour la campagne de reboisement de l'exercice 2015. Les essences forestières ci-après, désignées par leur nom scientifique, devaient faire l'objet de reboisement, à savoir : Guibourtia tessmannii, Lovoatrichilioides, Baillonnella toxisperma, Alstonia boonei, Picralinanitida Guareacedrata… Il nous faut relever qu'il y a encore d'autres plantes à retrouver pour parvenir à enclencher les processus de traitement du paludisme, des maladies cardio-vasculaires et de la maladie de l'Alzheimer. C'est dire qu'au regard des six espèces ainsi répertoriées dans leurs milieux naturels et compte tenu du fait que l'ARAM, en plus des essences forestières sus-citées, a besoin de plus de neuf autres espèces afin de mener à bien ses travaux. Ainsi, l'ARAM se doit de protéger les espèces existantes dans son site de reboisement et de régénération forestière de Ngog-Mapubi, mais aussi de planter celles qui en sont inexistantes. En conséquence, l'on souhaite que les pouvoirs publics mettent un accent particulier sur la sensibilisation des populations riveraines qui n'ont toujours pas compris la valeur d'un arbre planté pour le devenir de la planète.

Sans toutefois faire l'apologie de la médecine traditionnelle, il est indéniable aujourd'hui que la médecine dite moderne présente quelques limites et a besoin d'un complément qui ne réside que dans celle traditionnelle, compte tenu de ce que la condition sine qua non de l'existence de cette dernière est la permanence de la matière première médicinale que sont les plantes et essences naturelles. Le programme de reboisement et de régénération forestière que l'ARAM a mis sur pied et a dénommé « Libèl èè » a été apprécié et approuvé par le gouvernement du Cameroun en date du 16 mars 2015[20]. Ce programme a permis à l'ARAM de reboiser pour le compte des exercices 2015 et 2016, 24 hectares de forêts dans le centre du Cameroun précisément dans le département du Nyong-et-kellé, localité de Mamb. Projet de programme qui s'étend sur plusieurs années, il permettra non seulement de pérenniser la matière première médicinale, mais aussi, et surtout de contribuer à apporter une alternative aux soins de santé.

- Pérennisation de la matière première médicinale

Protection de l'environnement

La protection de l'environnement reste et demeure une préoccupation pour les différents États aussi bien en Afrique que dans le reste du monde, compte tenu de nombreux dégâts enregistrés sur la couche d'ozone. Il demeure constant aujourd'hui que l'obligation de protéger ledit environnement incombe aux États, mais aussi, et surtout aux Organisations de la Société Civile (OSC). L'État du Cameroun a délégué à l'ARAM cette compétence en décidant de lui attribuer un appui subséquent[21] pour ses activités de reboisement, de régénération et d'enrichissement des forêts en vue de la pérennisation de la matière première végétale et animale rentrant dans la

[20] Approbation du Programme de Reboisement et de Régénération Forestière de l'ARAM sous le numéro 1487/N/MINFOF/SG/IG/DF/CSRRV du 16 mars 2015. Pour en savoir davantage, voir annexe.

[21] Selon la lettre d'attestation de démarrage des activités de reboisement de l'ARAM numéro 0001543/L/RC/DRFOF/SF du 18 août 2015. Pour en savoir davantage, voir annexe.

composition des remèdes traditionnels, dans le département du Nyong-et-Kellé[22].

Méthodologie et activités préparatoires

L'approche méthodologique utilisée compte deux phases : les travaux préparatoires et la phase pratique. Ces travaux ont consisté à confectionner et rassembler tous les éléments didactiques et techniques nécessaires à la bonne exécution des activités. Ainsi, cette réalisation a nécessité les outils suivants : Carte du projet au 1/50 000e avec formation et nomenclature des parcelles ; blocs résultant du quadrillage de la zone concernée qui est de 400 ha ; fiches de description des layons[23] et des trouaisons[24] ; croquis d'unité de comptage ; carnets de notes, bics, crayons, gommes ; boussoliers ; chaineurs ; cartographe ; aide-boussoliers ; aide-chaineur ; prospecteur ; pisteurs (machetteurs[25]).

État du relief et matérialisation des limites

Le relief plat et favorable est parsemé de marécages et de cours d'eau, contrairement à la pluviométrie qui est moins dense. L'équipe, constituée de 42 personnes étaient chargées de mettre en œuvre les travaux de la matérialisation des limites des 10 premiers hectares du projet, le layonnage, le piquetage, la trouaison et la mise en terre des plants.

[22] Convention de financement d'un projet de reboisement de 3 000 arbres entre l'État du Cameroun et l'ARAM sous le numéro 0160/C/MINFOF/CAB du 10 juillet 2015. Pour en savoir davantage, confère annexe.

[23] Sentier rectiligne ouvert en forêt pour séparer les parcelles ou les coupes et pour permettre la circulation.

[24] Opération consistant à faire un trou dans le sol en préparation de la plantation d'une plante.

[25] Ceux qui tiennent les machettes

Moyens matériels

GPS ; fiches de layonnage et de croquis d'unités de comptage ; pots de peinture rouge à bain d'huile et pinceaux ; carte aérienne au 1/50 000e ; chaînes de 25 m (câble en acier) ; calculatrice de poche ; ruban à mesurer de 10 m ; ruban de 50 m ; planchettes dendrométriques ; tentes de correction des pentes ; jumelles ; liste des essences forestières ; machettes et limes triangulaires ; copies du plan d'inventaire ; crayons ; blocs-notes ; gommes à effacer ; marqueur à encre indélébile ; porte-documents ; sacs à dos ; tentes ; couvertures ; imperméables.

Ressources humaines

- ✓ Coordonnateur des travaux ;
- ✓ Technicien supérieur des eaux et forêts ;
- ✓ Chef d'équipe ;
- ✓ Technicien des eaux et forêts ;
- ✓ Opérateur GPS ;
- ✓ Premier groupe de 16 personnes subdivisé en deux équipes dont le rôle est de procéder au layonnage des parcelles ;
- ✓ Second groupe de 18 personnes qui forme deux équipes ayant pour rôle d'assurer le comptage de toutes les tiges ;
- ✓ Prospecteurs.

Phase pratique, matérialisation des limites et layonnage

Le premier groupe a matérialisé les limites terrestres du projet en créant un layon de deux mètres de largeur. Une marque de peinture rouge est faite sur les arbres restants tout le long. Deux plaques de signalisation sont implantées, l'une au point de départ et l'autre au point d'arrivée de la zone délimitée. L'opération de layonnage comporte deux parties distinctes : l'ouverture des layons et le chainage.

Ouverture et chainage des layons et des parcelles

Une piste rurale a servi d'accès au point de départ (A) du site du projet. Au niveau de chaque bloc de 100 m/100 m précédemment identifié, quatre autres layons d'un (1 m) mètre de large espacés de 20 m définissant les parcelles ont été matérialisés par un net dégagement. Dans le but d'assurer un bon alignement, ces layons ont été jalonnés.

Cette équipe a veillé au bon dimensionnement des blocs en procédant à la correction des pentes imposées par le clisimètre[26]. Elle a ainsi positionné de nouveaux jalons à de distances précises tous les 100 m avec évidemment des jalons de rappel tous les 50 m. C'est également cette même équipe qui assure le remplissage des fiches de description des layons.

[26] Petit appareil de topographie servant à mesurer les pentes sur le terrain.

Tableau 2 : Blocs reboisés en hectares/forêt sacrée de Bassinglègè

Bloc A : U.T.M X-0715566 : Y - 0424283 X-0715587 : Y - 0424184 X-0715458 : Y - 0424273 X-0715461 : Y – 0424175 Champ de cacao	Bloc B : U.T.M X-715458 : Y - 0424273 X-715461 : Y - 0424275 X-715355 : Y - 0424277 X-715364 : Y - 0424170 Nom scientifique : Guibourtia Teosmanii	Bloc C : U.T.M X-715260 : Y - 0424272 X-715246 : Y - 0424179 X-715161 : Y - 0424280 X-715158 : Y – 0424162 Nom scientifique : Guibourtia Teosmanii
Bloc D : U.T.M X-715260 : Y - 0424272 X-715246 : Y - 0424179 X-715161 : Y - 0424280 X-715158 : Y – 0424162 Nom scientifique Lovoa Trichilioides	Bloc E : U.T.M X-715161 : Y - 0424280 X-715158 : Y - 0424162 X-715078 : Y - 0424264 X-715056 : Y – 0424161 Nom scientifique Lovoa Trichilioides	Bloc F : U.T.M X-715078 : Y - 0424280 X-715056 : Y - 0424162 X-714951 : Y - 0424264 X-714958 : Y – 0424162 Nom scientifique Lovoa Trichilioides

Bloc G : U.T.M X-714951 : Y - 0424260 X-714958 : Y - 0424162 X-714866 : Y - 0424265 X-714870 : Y – 0424154 Nom scientifique : Lovoa Trichilioides	Bloc H : U.T.M X-714866 : Y - 0424265 X-714870 : Y - 0424154 X-714758 : Y - 0424256 X-714761 : Y – 0424761 Nom scientifique : Toxisperma Baillonnella	Bloc I : U.T.M X-714758 : Y - 0424256 X-714761 : Y - 0424161 X-714664 : Y - 0424264 X-714660 : Y – 0424170 Nom scientifique : Lovoa Trichilioides
Bloc J : U.T.M X-714664 : Y - 0424256 X-714660 : Y - 0424161 X-714555 : Y - 0424264 X-714566 : Y – 0424170 Nom scientifique : Lovoa Trichilioides	Bloc K : U.T.M X-714555 : Y - 0424277 X-714566 : Y - 0424164 X-714469 : Y - 0424270 X-714463 : Y – 0424169 Nom scientifique : Lovoa Trichilioides	

Implication des communautés riveraines

Sur le terrain, l'implication des communautés riveraines dans le processus de réalisation de ce projet s'est manifestée par une hostilité sans pareil ponctuée d'arrêts intempestifs des travaux, de menaces et de destructions. Cet état de choses a été déploré dans la mesure où nous avons été assistés quotidiennement par les pouvoirs publics.

Plan d'inventaire et comptage

L'inventaire forestier dans certains blocs où l'équipe de comptage composée de plusieurs personnes est intervenue, notamment :

- ✓ Un prospecteur qui balaie en deux virées toute la surface d'un bloc ;
- ✓ Un pointeur évolue au bord sur le layon jalonné et enregistre les tiges dénombrées sur une fiche de comptage (les noms des arbres, leur classe de diamètre et éventuellement leur qualité) ;
- ✓ Un chef d'équipe qui positionne sur croquis de l'unité de comptage les arbres, les cours d'eau et les détails topographiques que lui communique le prospecteur ;
- ✓ Le pointeur placé à 20 mètres du layon jalonné se rassure que le prospecteur ne dévie pas l'itinéraire.

Toutes les tiges sont identifiées. On notera ici que les classes de la norme de cotation des arbres sur pied importent très peu. Chaque unité de comptage est un carré d'un hectare et subdivisé en quatre virées de 20 m orientées dans le sens est-ouest dont les côtés nord-sud mesurent 20 m.

Tableau de présentation des Résultats

Tableau 3 : Inventaire des essences forestières trouvées dans le site de reboisement en 2015

N°	Essences	Nombre de plants bloc H	Nombre de plants bloc J	Nombre de plants bloc K	Total/ Essences
1	ABALE	1	3	2	6
2	AIELE	3	0	4	7
3	AMOUK	2	0	2	4
4	AZOBE	4	1	6	11
5	BUBINGA	0	3	1	4
6	BILINGA	0	0	7	7
7	BOSSÉ	0	0	1	1
8	COULA	7	3	6	16
9	DABEMA	4	2	3	9
10	DIBETOU	0	3	2	5
11	EKOUNE	2	4	3	9
12	IROKO	1	1	0	2
13	MAKARANGA	8	11	3	22
14	MOVINGUI	0	2	2	4
15	MOABI	0	0	5	5
16	MOUAMBE JEAUNE	6	3	3	12
18	OZAMBILI-K	2	1	0	3
19	PADOUCK ROUGE	1	2	1	4
20	TALI	0	2	1	3
21	YOUNGOU	0	0	1	1
22	**TOTAL**	**NP/BH : 41**	**NP/BJ : 41**	**NP/BK 52**	**134**

Source : Rapport d'activités de l'ARAM 2015

Graphique 2 : Inventaire des ressources forestières trouvées dans le site

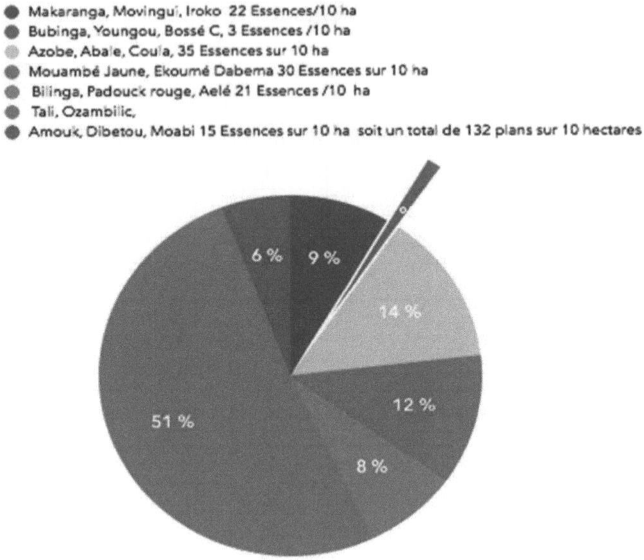

Source : Rapport d'activités de l'ARAM 2015

L'on constate le pourcentage très faible du Bubinga dans sa colonne sur une valeur de 1 %, Moabi 15 % dans ce site auparavant traversé de prédateurs véreux de bois tropicaux.

Graphique 3 : Essences forestières reboisées en 2015

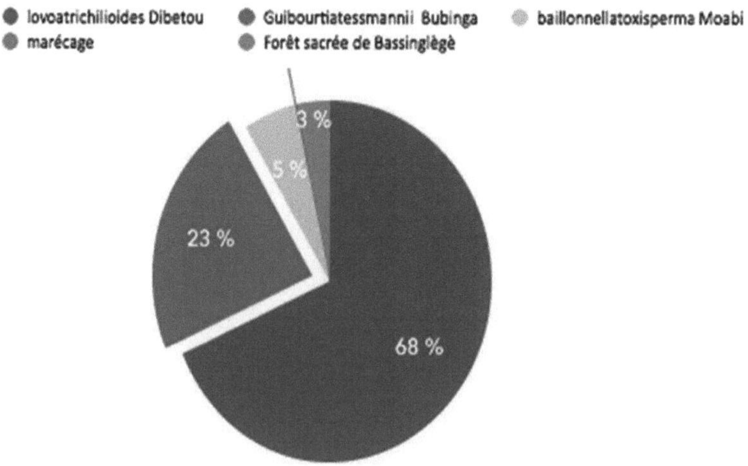

Source : Rapport d'activités de l'ARAM 2015

Graphique 4 : Extension des activités de reboisement en 2016

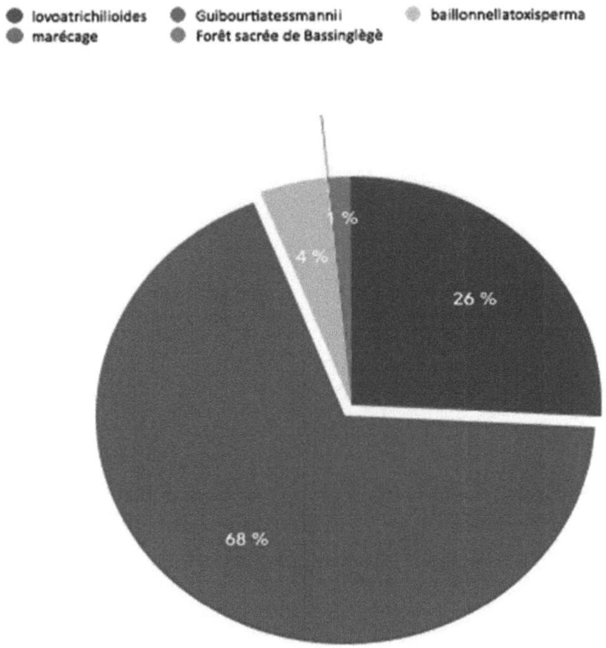

Source : Rapport d'activités de l'ARAM 2015

Graphique 5 : Total des activités de reboisement 2015 et 2016

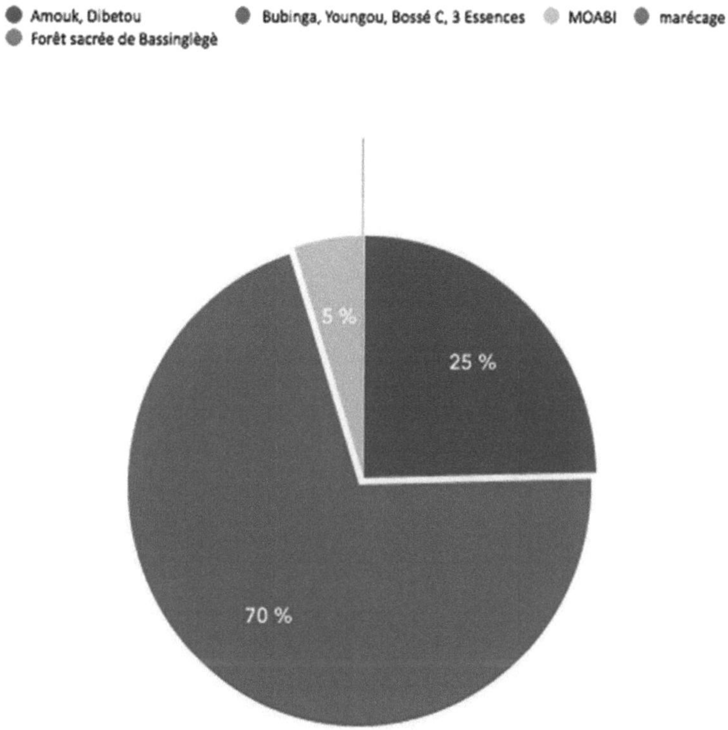

Source : Rapport d'activités de l'ARAM 2015

Graphique 6 : Inventaire total des plants trouvés et reboisés de 2015 à 2016

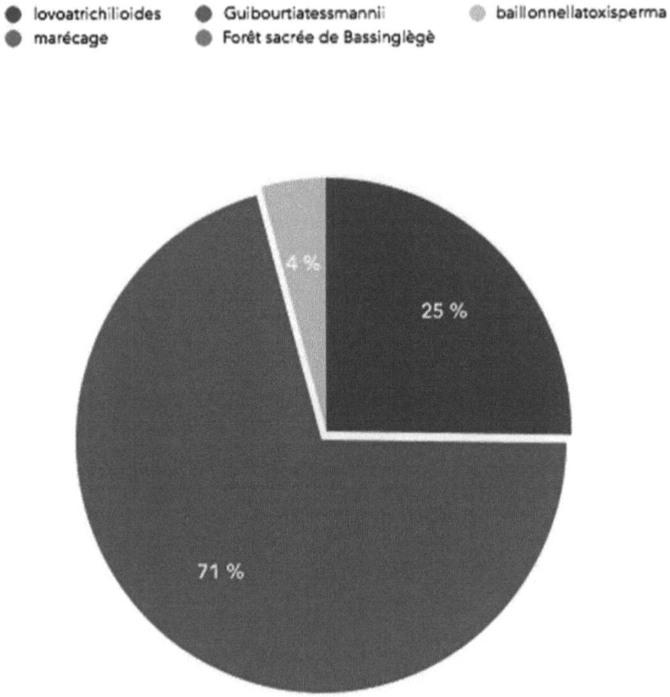

Source : Rapport d'activités de l'ARAM 2015

Dynamique de la médecine traditionnelle et Rareté des plantes médicinales

Consciente de la disparition fulgurante des forêts non pas à cause de la médecine traditionnelle, mais des coupes anarchiques et de la cupidité des populations, il est opportun de préciser que pour chaque arbre planté, il pousse tout autour des herbes et arbustes de manière naturelle et tant que cet arbre ne sera pas coupé, l'écosystème de ce lieu s'enchantera davantage. Relevons que l'arbre planté qui commence à être opérationnel dans 20 ou 30 ans permet aujourd'hui la pousse de manière spontanée des matières autres que du bois, appelés produits forestiers non ligneux nécessaires à l'avancée de la médecine traditionnelle. Le praticien n'a donc pas besoin de couper un arbre pour avoir la matière première médicinale. La rareté des plantes aujourd'hui exige une certaine dynamique de la médecine traditionnelle. Les praticiens doivent procéder à une combinaison des plantes pour atteindre le résultat qui pouvait être atteint jadis avec une seule plante. C'est ce qui nécessite de nouvelles orientations. Comment soigner les populations s'il n'y a pas des plantes utiles à cette activité ?

Rappelons-nous que notre objectif est de provoquer la normalisation de la médecine traditionnelle afin de l'introduire dans les différents systèmes de santé de manière générale, et ceci avec l'incidence d'en faire un moyen de développement en Afrique et dans le reste du monde. L'Afrique reste l'un des continents au monde qui garde encore sa forêt. C'est sur cet héritage qu'il faut bâtir l'avenir de la médecine dans les pays concernés et au bénéfice des autres pays du monde. Vous comprenez aisément que non seulement la médecine traditionnelle est d'un grand apport à la santé mondiale, mais elle concoure efficacement à la restauration du couvert végétal en contribuant au rééquilibrage des écosystèmes.

Il a été question pour nous dans cette première partie de poser le problème de l'environnement dans son rapport avec l'homme et dans le contexte mondial à propension économique. Nous avons, à travers les actions de l'ARAM montré comment est-ce que la société civile pourrait participer à ce combat pour la vie. Dans cette recherche sur les savoirs endogènes et dans la partie qui va suivre, il sera question pour nous de réfléchir, et ceci de manière pratique sur la médecine traditionnelle, en montrant effectivement les résultats auxquels nous sommes parvenu au cours de notre démarche. Nous n'hésiterons pas à définir cette discipline, à la promouvoir en essayant de mettre en place un protocole de précaution qui devrait susciter un plus grand discernement des populations et qui en même temps lui restituerait sa crédibilité.

DEUXIÈME PARTIE

VALORISATION DE LA MÉDECINE TRADITIONNELLE ET DÉVELOPPEMENT DES SAVOIRS THÉRAPEUTIQUES ENDOGÈNES

I. Valorisation de la médecine traditionnelle

1. Qu'est-ce que la médecine traditionnelle ?

Selon l'OMS : « La médecine traditionnelle est très ancienne. C'est la somme de toutes les connaissances, compétences et pratiques reposant sur les théories, croyances et expériences propres à différentes cultures, qu'elle soit explicable ou non, et qui sont utilisées dans la préservation de la santé, ainsi que dans la prévention, le diagnostic, l'amélioration ou le traitement des maladies physiques ou mentales ».[27] Nous estimons que l'OMS s'intéresse à cette question parce qu'elle y voient une démarche qui, d'une manière ou d'une autre, est bénéfique pour certaines populations. L'expérience camerounaise nous offre deux grandes civilisations à partir desquelles nous pouvons envisager une lecture universelle de l'homme et des systèmes de santé : la civilisation bantu et soudano-sahélienne. Dans ce contexte typiquement africain, mais qui peut s'étendre dans d'autres continents, on retrouve des spécialistes traditionnels de la santé ou de plusieurs maladies explicables ou pas et difficilement compréhensibles par les praticiens de la médecine dite moderne. Il en est de même des traitements. Quelquefois, le médecin est obligé de dire à son patient : « je te conseille d'aller voir ailleurs ». En effet, le médecin se rend compte qu'il fait des diagnostics et retrouve des symptômes chez le malade qu'il ne parvient pas à soigner en lui donnant les recettes que la médecine moderne prévoit pour résoudre le cas. Et du coup, il comprend qu'il y a probablement des interférences qui peuvent être du domaine du paranormal.

[27] Selon le Document de Stratégie de l'OMS pour la MT 2014-2023, p.15

L'homme a donc une dimension spirituelle ou énergétique qui pourrait influencer hautement les canons de la science rationnelle. C'est pour cette raison qu'il nous convient de définir la médecine traditionnelle spirituelle.

Relevons que la médecine traditionnelle spirituelle peut se définir par des révélations de divers ordres, les incantations, la magnétisation, la gestuelle, les signes et souvent divers objets comme les masques, sculptures et tableaux qui peuvent accompagner à la fois la guérison d'un mal ou d'un malaise, à pouvoir changer le cours d'un certain nombre d'événements futurs et cadrer ceux à venir.

Aussi, poursuivons en mettant au clair ce qui peut être considéré comme la médecine traditionnelle naturelle. Elle consiste à apporter la santé par les plantes, les roches et autres. Les méthodes sont appliquées comparativement et proportionnellement à la maladie. Le mal de nerfs par exemple, créé par un recueil ou une surcharge de réflexions exacerbées, sera accompagné dans la plupart des cas par des bourdonnements et des palpitations ; quand il est lié à la lecture, il sera accompagné du mal des yeux, des céphalées et souvent des maux de dos. Le praticien étant en face de deux cas de nerfs en grogne n'apportera pas aux malades les plantes de même nature. Il devra, en fonction de chaque cas, apporter le traitement correspondant.

La création étant au-dessus de nous et des efforts que nous pouvons mettre en jeu, on ne peut pas explicitement dire le mobile pour lequel la plante pousse par l'effort de l'écorce terrestre. Le climat est réglé par la position du soleil et les organes des appareils respiratoire, digestif et circulatoire, mis ensemble pour qu'un être humain puisse faire des mouvements. Nous constatons tout simplement que les raisons de ces dispositions intérieures et extérieures à nous nous échappent. Notre effort consiste à essayer de comprendre au mieux ces fonctionnements pour y adosser une compréhension.

Dans ces univers hautement spirituels, il faut relever que le champ magnétique qui les régit n'est pas palpable. Il est comparé à ce que certains appellent Esprit-Saint qui est la force agissante de Dieu, lui-même étant un vaste champ magnétique par où partent toutes les forces positives et négatives, nuit et jour, mâle et femelle. Étant donc en possession du champ magnétique ou de l'Esprit-Saint (choisissez ce que vous voulez), l'on peut faire des combinaisons comme guérir une maladie, fabriquer un disque dur, une ampoule, courir rapidement ou assimiler ses leçons selon les capacités de chaque individu. Aussi, il nous convient de nous intéresser à la notion de magie que beaucoup considèrent comme redoutable.

La magie est définie comme un « savoir qui permettrait par des procédés secrets et la maîtrise de forces occultes d'obtenir des effets ne relevant pas d'une explication rationnelle »[28]. La sorcellerie, quant à elle est, « l'ensemble de pratiques surnaturelles, courantes dans les sociétés primitives, qui sont censées notamment produire des maléfices »[29]. Il nous faut nous intéresser à la notion de la pesanteur pour mettre ensemble tous ces éléments que nous expliquons. La raison en est que l'interaction des forces qui peuvent se mettre ensemble nous l'impose. Pour ce qui est de la pesanteur, elle est la « force d'attraction qui entraîne les corps vers le centre de la Terre »[30].

Après toute cette mise en place, nous rappelons que les travaux spirituels sont très complexes puisqu'il s'agit de procédés de manipulation des forces qui ne sont pas palpables. Nous rappelons qu'il ne s'agit ni de magie ni de sorcellerie. Dans la définition que nous avons de l'OMS, la médecine traditionnelle peut être considérée comme un

---

[28] Microsoft® Encarta® 2009. © 1993-2008 Microsoft Corporation.
[29] *Idem*
[30] *Idem*

essentiel empirisme. Or, il nous semble qu'elle est plus précise qu'on ne saurait l'imaginer. Les marges d'erreur qu'on y retrouve ne sont pas suffisantes pour la consacrer uniquement comme une science empirique. On peut également relever que dans la science positive il y a toujours des marges d'erreur. Ce qui signifie qu'une reconsidération de la médecine traditionnelle, posée comme objet d'étude et soumise à une approche pluridisciplinaire, permettrait d'envisager une science plus précise et plus efficace en termes de résultats. Dans cette logique, la médecine traditionnelle peut être comprise comme une technique naturelle qui repose sur des dispositions spirituelles dont la fin est de saisir pour objectiver la relation qui existe entre le soleil, l'attraction terrestre (pesanteur), des produits adéquats (souvent ésotériques) et des plantes spécialisées. C'est l'utilisation des éléments essentiels de la nature en vue de trouver des solutions aux problèmes essentiels des êtres humains.

A priori, on se croirait face à une science évidente. Mais il faut reconnaître que la maîtrise des dispositifs du cosmos et son fonctionnement n'est pas de l'ordre des évidences. Il faut rentrer dans l'intelligence du cosmos pour comprendre ses articulations. Ce qui signifie que le tradithérapeute doit être capable de comprendre les cosmogonies avant d'envisager y introduire l'homme en quête de solutions. Dans son *Traité du Ciel*, Aristote [31] recommande l'observation comme la seule voie par laquelle l'humanité parviendra à la science objective, c'est-à-dire à la vérité. Pour lui en effet, le cosmos est formé de sphères, centrées sur une Terre immobile qui se compose d'un monde sublunaire et d'un monde supralunaire. Bien que notre objectif ne soit pas d'entrer dans cette étude, nous voulons

---

[31] Né en –384, Aristote, élève de Platon, est le philosophe de l'Antiquité qui a exercé la plus grande influence sur la pensée scientifique occidentale.

montrer que le monde est un assemblage de divers éléments au-dessus de nos réalités palpables qui sont parfois nos seuls moyens d'appréhender la vérité. Il nous faut opérer un dépassement pour comprendre que l'observable auquel nous invite Aristote appelle une tentative de compréhension de l'harmonie du globe terrestre. Cette observation, qui n'est pas celle d'une vision partielle des phénomènes physiques nous permettra d'envisager la médecine traditionnelle à partir de l'harmonie du cosmos.

Après cette précision sur notre démarche et sur les éventualités d'une prise en compte de la médecine traditionnelle comme objet de science, nous pouvons ajouter qu'à côté, il y a la naturopathie qui est un sous-ensemble de la médecine traditionnelle naturelle. C'est une discipline de praticiens qui procèdent par des mixtures de plantes et souvent de minéraux pour faire face à des maladies précises.

Pour en revenir à cette médecine traditionnelle qui prend ses sources dans les dispositions du cosmos, il nous faut relever que la position exacte de ce que nous voulons déterminer en termes de guérison des patients peut se subdiviser en soixante-dix façons ou positions dans le système solaire, selon le réceptacle des personnes pour qui les traitements sont apportés. Chaque praticien dans sa circonscription solaire se réserve le droit d'utiliser les techniques qui lui sont propres ou universelles pour appréhender les forces nécessaires et les faire passer dans la zone de rixe[32].

Les plantes naturelles sous l'effet du soleil n'étant pas les mêmes aussi bien chez les herbes, les arbustes, les arbres que chez les lianes..., il n'est pas rare d'administrer aux malades un ensemble de différentes plantes qui ne peuvent pas toujours faire l'unanimité sur toutes les pathologies. Les

[32] Il s'agit d'un champ de bataille, c'est l'espace de travail.

écorces, herbes, feuilles, fruits, racines... sont les principaux ingrédients utilisés en médecine traditionnelle naturelle. On peut procéder par extraction d'eau, d'alcool et par vapeur pour produire les huiles essentielles. Celles-ci sont les propriétés condensées d'une plante qui sont extraites par goutte (en très petite quantité). Les procédés d'administration des remèdes traditionnels peuvent différer selon la maladie et le patient : fumigation, oral, anal, cutané, gouttes entre autres. Dans notre démarche de valorisation de la médecine traditionnelle, il nous convient, puisque nous y voyons un moteur de développement, d'envisager la promotion.

2. La promotion de la médecine traditionnelle : une nécessité

L'ensemble, peu connu, des tradipraticiens de santé du monde est cosmopolite et leur activité qu'est la médecine traditionnelle se subdivise en deux grandes parties que sont la médecine traditionnelle spirituelle et la médecine traditionnelle naturelle.

Le débat sur la médecine traditionnelle nous semble être une réelle préoccupation pour la vie des peuples. Dans un contexte ultralibéraliste où l'argent est devenu un « dieu », les vraies préoccupations humaines ne sont plus une priorité. Dans chaque action, on tente de mesurer ce qu'on gagne financièrement. Or, la médecine traditionnelle est plus proche de la nature et nous rappelle ses principes de fonctionnement. Ce qui signifie que le premier gain pour les populations est économique en sens de moins de dépenses. C'est pourquoi il faut s'y investir au mieux. Il faut également prendre en compte le fait que la médecine moderne tient sur des comprimés qui peuvent ou qui sont tout simplement nocifs pour la santé. Pour ces raisons et pour bien d'autres que nous découvrirons en chemin, la médecine traditionnelle s'offre comme un rempart pour des populations sans revenus ou pour la vie humaine qui doit se développer dans un relatif rapport à la nature.

Comme nous venons de le relever, la majorité des usagers des hôpitaux est relativement pauvre et dans celle-ci, une autre est fortement rattachée à la forêt. Nous regrettons qu'avec les efforts de développement elle disparaisse à pas géants. À l'opposé, le constat alarmant se voit dans la complexité d'un système médical moderne qui asphyxie les populations en appliquant sur ses méthodes des valeurs onéreuses qui s'imposent et ne sont pas toujours accessibles aux populations des zones rurales.

Le couteau s'enfonce encore plus sur la blessure lorsque l'on parle des pratiques et des praticiens de la médecine traditionnelle dans un sens où les uns et les autres la perçoivent encore de nos jours comme une approche purement et simplement dépassée. Une grande majorité d'individus ne viennent jamais dans un cadre formel pour une prise en charge appropriée sur diverses pathologies, mais aussi souvent arrivent-ils, pour poser leurs véritables besoins entre autres. Ils méconnaissent aussi souvent tous ceux des praticiens ou presque dans la rue qui se présentent à eux pour ne pas laisser apparaitre devant leur entourage une image ou conscience accusatrice[33] qui, selon eux, leur sera non seulement préjudiciable, mais aussi face à leur conscience de chrétien. Il nous faut tout de même relever que dans ce refus de débat, des personnes de mauvaise foi

[33] Dans un contexte comme le Cameroun, les gens ne rencontrent le tradipraticien que dans un cadre informel. En général, ils y vont quand ils ne trouvent pas de solutions dans les divers choix qu'ils mettent en priorité. Plus encore, les religions interdisent cette démarche au nom du fait qu'elle est mauvaise. Or, on voit bien que les gens continuent d'y aller discrètement parce qu'ils y trouvent des solutions à leur problème. Ne serait-il pas plus honnête de poser ouvertement le problème dans l'espace public ?

profitent pour en faire un outil de peur ou un moyen pour s'enrichir en dénigrant ce pan de la tradition qui devrait pourtant être nécessaire pour les concernés.

3. Pratiques néfastes et patients malhonnêtes

L'on ne dit pas tout ceci pour faire l'apologie de la médecine traditionnelle, nous savons tous ou presque que dans nos différentes cités, et au vu de tout le monde, naissent des médecins traditionnels, uniques en leur genre qui ternissent l'image de cette profession à travers la composition des drogues qui peuvent être dangereuses pour les populations en quête de santé. Dans un contexte de chômage massif, ils y voient un moyen pour gagner leur vie. Contre tout ceci, nous notons que le savoir-faire médicinal traditionnel ne se définit pas par une ou deux recettes que l'on a entendues ici ou ailleurs et qu'un infortuné vienne à préparer pour se faire un peu d'argent et se déplacer sous d'autres cieux pour d'autres forfaits. Le médicament traditionnel doit être l'affaire des érudits, de ceux qui ne se targuent pas de prouesses par des mots, mais d'une configuration essentielle de résultats sur les patients qui se devraient également d'être honnêtes. Car, il faut dire que si les patients avaient l'honnêteté de reconnaitre ouvertement qu'ils ont bénéficié d'un traitement, on aurait peut-être amorcé le débat sur cette question qui reste délicate et pour laquelle les gens ont honte. Ainsi, on aurait des malades capables de faire savoir aux autres qu'ils ont été pris en charge par la médecine traditionnelle, d'avoir le libre choix d'y venir normalement, et non nuitamment, et faire la part belle des deux formes de médecine, pour lesquelles la médecine traditionnelle a une forte influence et est partie intégrante dans différentes sociétés qui ne l'on pas encore acceptée officiellement.

Il nous semble nécessaire d'apporter quelques pistes (guide) qui devraient être des moyens de discernement pour les malades dans ce domaine. Nous notons que les méthodes de traitement de certains praticiens de la médecine traditionnelle sont peu recommandables sur plusieurs aspects qui sont entre autres :

1. L'hygiène ;
2. La pertinence de la quantité du médicament à apporter aux malades (dosage) ;
3. Le conditionnement inadéquat du médicament ;
4. L'incapacité du praticien à ne pas reconnaître ses limites ;
5. L'utilisation des mêmes plantes pour la thérapie de toutes les maladies en prétendant qu'elles sont miraculeuses ;
6. Le refus catégorique de renforcement des capacités entre autres.
7. L'incapacité du praticien à établir le bon diagnostic sur certaines pathologies qui se traduit par le traitement des effets et non des causes.

Une question posée sur les causes des maux de ventre à plusieurs tradipraticiens de santé d'aujourd'hui a eu des réponses en majorité axées sur les repas et les couches de nuits qui, selon eux, sont la cause de plusieurs affections suscitées. On a vu plusieurs autres médecins traditionnels des temps modernes apporter des médicaments accompagnés des comprimés ou des remèdes composés en écrasant des herbes avec un mélange de médicaments modernes à leurs patients pour leur soi-disant traitement.

Dans ce mode de relation avec les tradipraticiens, il faut également faire attention aux traitements proposés par des personnes sans domicile fixe qui racontent mont et merveille sur les vertus des plantes retrouvées très souvent dans des carrefours des différentes villes et autres lieux publics dans nos pays du Sud. Dans un pays où les actions sont moins régulées, on pourrait vous servir un poison en prétendant qu'il s'agit d'un remède. Vous y allez certainement sur la base de la confiance en espérant que celui qui est en face de vous propose quelque chose de bon, mais vous n'avez aucune garantie.

Il y a une autre génération de médecins traditionnels qui peuvent être capables de réciter la tradition de la contrée dont ils sont originaires, après avoir recueilli d'importantes informations de vous, au sujet de votre maladie, auprès de vos voisins et des membres de votre famille, ces pseudo-praticiens et leurs complices peuvent en toute quiétude vous soutirer tout ce dont vous possédez comme fortune depuis de longues dates. C'est dire qu'il faut que le patient ait un degré de discernement élevé pour savoir à qui il peut se confier. Nous l'avons déjà dit et il nous convient de le rappeler, le médicament traditionnel doit être l'affaire des érudits[34] ; de ceux qui ne se targuent pas de prouesses par les mots, mais dont la compétence est avérée par les résultats qu'ils obtiennent dans leur rencontre avec les patients. Le tradipraticien est un homme honnête, rigoureux et détaché. Il ne se sert pas des autres, il est à leur service.

Des malades qui doivent être capables de faire savoir aux autres qu'ils ont été pris en charge par la médecine traditionnelle et avoir le libre choix d'y venir normalement et non pas seulement nuitamment. Savoir faire la part belle des deux formes de médecine pour lesquelles la médecine traditionnelle a une forte influence et est partie intégrante dans différentes sociétés, en l'occurrence dans certains pays du Sud où elle n'est pas encore officiellement acceptée. Or,

---

[34] Nous considérons comme érudit celui à qui la nature a doté de pouvoirs spéciaux dédiés à une cause particulière. Celui-ci devra alors assumer le don reçu et prendre des mesures pour en faire un talent au service de la société pour laquelle il aura été élu. L'érudit c'est alors un élu qui travaille essentiellement pour améliorer la condition des autres. La sienne devant trouver sens dans les services rendus aux autres.

c'est par la crédibilité des tradipraticiens qu'il sera possible d'envisager l'adhésion des populations et des gouvernants. La médecine traditionnelle est une alternative sérieuse dans laquelle nos gouvernements auraient intérêt à s'investir.

4. Obligations du respect de l'éthique professionnelle du tradithérapeute

La conciliation et l'obligation du tradithérapeute de répondre de ses actes et la valorisation de la médecine traditionnelle doivent toujours être d'actualité à plus d'un titre. Ceci pour commencer à raviver les habitudes malsaines de l'impunité et la tolérance affichées des autorités qui ne ménagent aucun effort pour lutter efficacement contre ce fléau qui se caractérise par :

- Des arnaques à répétition des tradithérapeutes qui investissent les carrefours, trottoirs et lieux publics en proposant des bouteilles remplies de remèdes dans des conditions pas très bien suivies ;
- Des revendications culturelles trahies par la pénombre de la pauvreté par laquelle certains tradithérapeutes mettent en avant pour vouloir dissiper la honte du manque d'hygiène dont ils font l'objet ;
- Des esprits dont ils prétendent avoir apprivoisé par des accoutrements indécents surtout du rouge vif vêtu et enveloppé partout ailleurs dans leurs gibecières afin de faire peur aux plus vulnérables et gagner leur approbation…

Au vu des pratiques malveillantes ci-dessus mentionnées, le respect de l'éthique professionnelle ne doit pas être une entorse au développement des savoirs endogènes. Dans ce sens, la culture médicinale est quelque peu trahie par les pouvoirs publics qui tardent à encadrer cette noble discipline séculaire. Pourtant, il faut le dire sans toutefois extrapoler, la pratique de la médecine traditionnelle aujourd'hui, revêt un intérêt qui doit non seulement faire face à une conjoncture idéologique qui participe à détériorer le noyau dur des stratégies de conservation de nos us et coutumes qui investissent le caractère propre des personnages détenteurs encore, de nos jours de la matière grise endogène, mais aussi, aux praticiens qui vont en rangs dispersés au détriment des valeurs y relatives. Cette discipline peut être porteuse de plusieurs filières et spécialisations susceptibles de donner droit aux débouchés énormes afin de réduire les disparités, les inégalités, les flux migratoires et l'exode rural entre autres.

5. Stratégies de valorisation de la médecine traditionnelle

La mise en place des stratégies de valorisation de la médecine traditionnelle peut passer entre autres par un engagement de manière volontaire de notre responsabilité sociale, environnementale et sanitaire à travers des actions dynamiques telles que la contribution à l'amélioration des conditions sanitaires des populations à travers l'utilisation des plantes, essences naturelles, ainsi que nos cultures matérielles et immatérielles.

Ceci pourrait participer à préserver et pérenniser les écosystèmes à travers :

- Le reboisement et l'enrichissement des forêts ;
- La création des pépinières des essences en voie de disparition ;
- La domestication des plantes médicinales ;
- La sensibilisation des populations sur le changement de comportement et l'appropriation des mécanismes de protection de l'environnement.

Sur un second plan, on aurait ainsi œuvré pour la mise en place d'une pharmacopée traditionnelle, pour sa vulgarisation et sa mise en application.

À ce niveau, nous pouvons citer comme entreprise à prendre en compte :

- La réalisation de l'inventaire biophysique des plantes médicinales ;
- L'analyse phytochimique des plantes médicinales en vue d'en déterminer les principes actifs ;
- Le suivi des procédures de production des médicaments traditionnels en tant que spécialités pharmaceutiques selon les normes de l'OMS ;
- La matérialisation de la pharmacopée à travers l'opérationnalisation des protocoles ;
- La définition des stratégies de vulgarisation de la pharmacopée auprès des acteurs ciblés ;
- Le plaidoyer pour la définition d'un cadre juridique de la médecine traditionnelle ;
- L'élaboration des modules de formation en vue de la création et de la vulgarisation des Instituts Internationaux Publics et Privés d'Études de médecine traditionnelle.

Comme nous l'avons signifié à l'introduction de ce travail, la finalité de la médecine traditionnelle est le bien-être des populations. C'est pour cette raison que dans notre démarche, il nous convient, prioritairement de prendre en compte ces bénéficiaires. C'est en ce sens que cet élan de valorisation de la médecine traditionnelle tentera d'apporter aux populations des thérapies multiformes (naturelles, spirituelles, psychologiques…) à travers :

- La sensibilisation sur les vertus des plantes et les bienfaits de la médecine traditionnelle ;

- L'administration des soins de santé à base de plantes naturelles ;
- La valorisation des pratiques ancestrales à travers la musicothérapie ;
- L'utilisation de la méthode universelle de psychothérapie ;
- Le renforcement des capacités des acteurs de la médecine traditionnelle.

Si la médecine traditionnelle s'appuie sur le socle de nos traditions culturelles, elle est peut-être une opportunité de départ pour une expression particulière et scientifique dans notre relation avec les autres peuples du monde. Voici pourquoi il nous parait nécessaire d'œuvrer pour la pérennisation et la conservation de nos us et coutumes. Il faudrait alors travailler à :

- La contribution à la réalisation des inventaires du patrimoine culturel mondial ;
- La sensibilisation des populations à l'usage des us et coutumes ;
- La réappropriation et la redynamisation des valeurs culturelles ;
- La codification des différents aspects du patrimoine culturel.

Au regard de ce qui découle de la capacité des techniques médicinales traditionnelles dans le sens de la valorisation et à la redynamisation pour la santé et le bien-être des populations, il serait juste que les décideurs, les techniciens de santé dits conventionnels et tous ceux qui réfutent l'appartenance de la médecine traditionnelle comme une discipline respectant les canons de la science et de la technique acceptent de mener un débat ouvert sur la question. L'objectif de ce débat serait de lever l'exclusion de cette médecine qui ne devrait plus subir le coup d'un préjugé, mais qui pourrait après un échange d'idées, après des expériences approuvées parvenir à se classer comme une science potentiellement porteuse pour nos "petites" nations en quête de développement.

Si cette première publication sur la médecine traditionnelle se veut une introduction à la question, il serait également convenant, dans la partie qui va suivre, de montrer que ce savoir ancestral a fait ses preuves au cours de l'histoire. On peut alors considérer qu'elle entre désormais dans les arcanes les plus serrés de l'histoire des médecines.

II. Développement des savoirs thérapeutiques endogènes

1. Pérennisation et conservation de nos us et coutumes

a. Un savoir qui peine

La médecine traditionnelle est marquée aujourd'hui dans le monde par une note inférieure à la moyenne. Il faut relever que dans un contexte relativement positiviste, il est légitime qu'une question très empirique ne retienne pas l'attention des plus avertis. On peut donc comprendre pourquoi il y a des sceptiques issus des « Grandes Écoles scientifiques » qui n'osent pas prendre en compte ses productions. Mais il faut noter qu'avec les nouveaux déploiements de cette médecine, des guérisons réalisées dans des situations où la médecine moderne n'avait plus rien à dire par exemple, on gagnerait à faire attention à ces savoirs qui pourraient être un nouveau souffle pour la médecine positiviste.

Dans cette logique, dans ce doute, il est important d'explorer à nouveau la problématique de la médecine traditionnelle. Peut-être que s'y cachent des fondamentaux qui pourraient relever notre médecine moderne de plus en plus capitalisée. On peut aussi comprendre l'attitude de nos gouvernants qui n'ont rien à faire avec cette médecine qui ne leur donne par de l'argent. Mais il est question de sauver des vies humaines. C'est notre engagement. Il nous faut proposer une alternative à une médecine de commerce plutôt qu'humanitaire. On peut donc comprendre le manque crucial d'approche méthodologique gouvernementale pour ce savoir endogène. À côté, on se serait attendu à ce que les scientifiques aient un regard différent. Si le scientifique est dans une société politique dont il doit respecter les canons, rien ne lui interdit pour autant de prendre le risque de l'innovation. Doit-on considérer que ces intellectuels qui refusent de s'engager et de prendre les décisions qui garantissent le bien-être vital de leurs contemporains, dans un environnement qu'ils connaissent très bien, refusent également le risque de l'innovation ?

b. Sujet alambiqué

La science rationnelle recherche des certitudes. La médecine traditionnelle travaille à trouver ses certitudes dans un contexte non organisé. Il est compréhensif que les résultats ne soient pas les mêmes que ceux de la médecine moderne. Car, certaines des différentes orientations présentées sous forme sanitaire, artisanale et sociale par les praticiens de la médecine traditionnelle à quelques intellectuels et qui peuvent apporter une réponse à de nombreux sujets, deviennent aussitôt contraires aux mœurs ou négativement appréciées des groupes ou sous-groupes de ces intellectuels en l'occurrence l'Ordre des Médecins et le clergé. La cause est liée à la confusion sur de nombreux sujets qui s'entremêlent. Il faut impérativement s'y pencher. Cette dernière à terme, pourrait bien évidemment se définir comme technique de soins alternatifs appropriés qui utilise les éléments de son milieu naturel, qui n'est nul autre que les écosystèmes forestiers. Lorsqu'on vient à considérer l'angle par lequel les pratiques de la médecine traditionnelle sont abordées dans plusieurs sociétés humaines, l'on est frappé de prime abord par les défis à relever et bien d'autres manquements imposés aux praticiens de ladite médecine compte tenu des irrégularités des modèles de définition sur des préjugés qui y sont sévèrement ancrés.

Comme conséquence, les malades sont divisés et forment des groupes d'individus qui ne peuvent prendre une décision pour une assistance au traitement traditionnel fiable et bien mûri, sous peine de présenter autour d'eux une image irrégulière, irrespectueuse et maléfique pour avoir consulté un gardien de la tradition. À ce sujet, il faut dire que les religions modernes ont mal articulé leur pénétration dans nos contextes. Et ce qu'elles oublient, c'est que leurs fidèles sont entre cette modernité religieuse et les traditions culturelles, et par ricochet, vivent avec une conscience malheureuse.

c. Culture médicinale piétinée

Des conditions souvent imposées par certains techniciens de la médecine dite conventionnelle et le clergé contre la médecine traditionnelle s'avèrent être selon eux un relief de maléfices sur des motifs de réflexion que ni l'un ni l'autre des deux protagonistes ne saurait soutenir ou expliquer, s'il arrivait qu'on le leur demande. Dans tous les cas, nous considérons que chacun dit ce qu'il a à dire pour faire perdurer son gagne-pain. Or, il est question de santé et de vies humaines. Le débat ne devrait donc pas se situer à ce niveau.

Les tendances avant-gardistes seraient d'abord d'essayer de comprendre ce que c'est que la médecine traditionnelle, ses différents aspects et approches afin d'inclure des préjugés selon lesquels, nul ne peut trouver ne serait-ce qu'une santé précaire par elle et nourrir les sentiments inertes et confondus de certains sceptiques qui apportent l'opprobre à cette noble discipline et science séculaire. Selon ces sceptiques, l'équivoque ne sera jamais levée sur les explications de l'Organisation Mondiale de la Santé à propos la médecine traditionnelle. La médecine traditionnelle est peut-être une bibliothèque pour la médecine moderne.

d. Bibliothèques ambulantes

La disparition des pratiques ancestrales est aujourd'hui manifeste, dans la mesure où tous les circuits ou presque de mise à la disposition des populations des mécanismes de transmission des savoirs formels sont grippés ; ce qui affecte de nombreux jeunes lorsque des bibliothèques ambulantes disparaissent. Les savoirs et connaissances transmis de génération en génération ne pourront continuer à se manifester de façon automatique avec une culture qui puise d'une autre, afin de former des peuples acculturés et soumis à des réactions de personnes aux connaissances lessivées et secondaires. En voilà en encore plus la raison de ce travail. Relevons que dans un contexte où l'écriture n'est pas la chose la mieux partagée, nos traditions culturelles ne peuvent que subir des pertes au fur et à mesure que les détenteurs de ces savoirs endogènes disparaissent. Il nous faut consigner dans des ouvrages, ces fondamentaux qui pourraient être un héritage, non plus seulement pour nous, mais pour le monde en général.

Une grande majorité d'hommes parlent de tradition quand il s'agit de tromper une femme ou d'être infidèles à leurs épouses ; pour les femmes, il s'agit de ne pas vivre comme leurs parents qui avaient plusieurs conjointes parce qu'ils avaient de la magie selon elles, à les faire asseoir toutes. Aussi, elles ne partent pas convaincues de faire la cuisine sans ajout prêté à celle occidentale, faute de dire d'elles qu'elles sont villageoises à devoir préparer des mets patrimoniaux. Elles sont très souvent à la maison et ne parlent que la langue étrangère aux enfants qui ne savent comment se passe la véritable identité qui les caractérise. La langue étant le premier vecteur de développement, les femmes surtout africaines ne s'encouragent pas à développer les langues maternelles pour préparer des enfants à leur avenir. On peut y voir une négligence qui entrainerait la déperdition de la jeunesse actuelle. S'il y'a une faute à relever, on peut l'adosser aux générations passées qui n'ont pas pris le soin de consigner nos traditions et nos langues dans des livres pour que nous soyons capables d'y apposer une démarche critique pour notre prolongement dans l'histoire et dans le monde.

e. Patrimoine culturel immatériel

Le patrimoine culturel immatériel en Afrique déambule et serpente entre les croyances et les sciences modernes comme s'il avait prêté à ces dernières certains aspects de leurs recueils et que le moment était arrivé à devoir rembourser. À ceci, il faut ajouter le caractère califourchon de certains bandits à col blanc et autres interprètes homogènes aux prélats qui apportent de manière uniforme des sujets toujours aussi infâmes de ce patrimoine. Cette situation qui est représentée comme celle des autres, pour avoir fait des études ailleurs est, on ne peut plus embarrassante pour ces « revenants » qui sont les enfants de la maison. Ces derniers intimident ou veulent intimider les personnes-ressources qui sont leurs parents et grands-parents qui habitent encore ces lieux écologiques qu'ils veulent transformer en conglomérat et pourtant, par excellence ou par ignorance de la culture revendiquée par ces gardiens des traditions, ces territoires sont souvent uniques et en proie à une disparition certaine.

Ajoutons que les personnes de retour au pays natal sont parfois responsables de la perte des peuples entiers. Ce qui de plus en plus conforte leurs points de vue quand ils rencontrent et retrouvent des personnes indécises et sans racine aucune, tout en continuant à marteler haut et fort le caractère inculte de la culture médicinale traditionnelle comme un cas social sans usage et contre nature de nos jours.

Du point de vue culturel, l'identité que revendique certaines de nos populations n'est presque plus représentative. Elles se sont déracinées à cause de la foresterie, l'agriculture sur brûlis, la surchasse, la pêche par empoisonnement, la coupe anarchique des produits forestiers non ligneux et les espèces forestières rares et à forte valeur médicinale. Précisons que les conséquences ne se font pas attendre. Les sociétés secrètes traditionnelles se subdivisent et font place au népotisme culturel pour être vues par certains dignitaires ecclésiastiques. Lesdites sociétés sont prêtes à se faire la peau ou à se corrompre pour une poignée de sous ou un quelconque positionnement. Les sciences séculaires morbides, selon les personnes de retour au pays natal, se confondent à la magie en laquelle certains rituels sont taxés de contre nature.

L'attitude qui consiste à se détourner volontairement et à ne pas accepter que les ressortissants du Tiers-monde soient responsables de leur richesse ou de leur pauvreté spirituelle, morale et intellectuelle, devient de plus en plus visible. Pour avoir accepté de copier tout des autres, on est en face d'un environnement qui nous rejette et de plus en plus on voit les conséquences désastreuses. La cupidité de certains à ne pas accepter de façon officielle le caractère ponctuel des remèdes traditionnels pour lesquels plusieurs populations en font recours veut aujourd'hui que les pratiques de la culture médicinale se voient comme une agression physiologique des avancées des sciences modernes. Ôter les tabous devient de nos jours encore, pour certains, infâme. Pourtant, il faut y arriver pour rendre crédible cette médecine qui est un bien communautaire.

Il nous convient de relever que certains peuples (de la forêt par exemple) sont directement liés à ces milieux écologiques fragiles. Devant la disparition des ressources forestières, ces hommes et femmes totalement effacés de ce qu'ils peuvent apporter de concret et d'innovant, se sont volontairement ou involontairement laissés prendre au piège de la modernité qui ne force personne à sa cadence. On voit des contextes où les populations ont abandonné leurs savoirs traditionnels pour ne faire confiance qu'à la modernité. Ils font ainsi perdre à l'humanité les éléments substantiels qui seraient nécessaires dans des moments de crise. Leurs premières et dernières denrées ne sont que des produits manufacturés et aucune autre ressource réelle comme éléments de survie. Le caractère contraignant de leur vie devient alcool, paracétamol de mauvaise qualité, boîtes de sardines frelatées et mauvais pain. Ce qui de plus en plus permet leur avilissement. Dans cette partie où nous nous intéressons au développement des savoirs thérapeutiques endogènes, nous allons rentrer dans la forêt pour illustrer, et ceci de manière pratique, l'apport que notre démarche peut pour l'humanité en général et pour les populations du contexte en particulier.

2. Forêt sacrée de Bassinglègè

a. BASSINGLÈGÈ : site culturel et cultuel

Coordonnées GPS Bloc A de la forêt sacrée de Bassinglègè : U.T.M X - 0715566 : Y – 424283 ; X - 0715587 : Y – 0424184 ; X-0715458 : Y – 0424273 ; X-0715461 : Y – 0424175.

La structure telle qu'elle se présentait autrefois dans le village Mamb qui est un grand ensemble et son centre névralgique Bassinglègè, lieu où toutes les décisions prises par le comité décisionnel près de la grande agglomération d'Eséka, se faisaient exécuter. Son cours d'eau Pouguè arrose les 10 villages environnants qui sont : Mamb, Tayap, Bassinglègè, Lép Mbèe, Lamal-Pouguè, Nyahabi, Omog, Dibolo, Ngoung et Mbemdjock.

Ce cours d'eau autrefois appelé « man kellé », devenu après la traversée des espions rescapés qui étaient des guetteurs, part de ce que ces espions qui, voulant défier les normes sociales, s'étaient fait prendre au piège par cette rivière qui avait vu son lit s'agrandir. Elle emporta tous ceux des espions qui désiraient savoir le pourquoi des réunions à cet endroit ainsi que ce qui s'y disait. Le nom *Pouguè* est resté collé à ce cours d'eau de par le récit des rescapés qui s'étaient reposés au carrefour qui jonche aujourd'hui le lieu-dit *Lamal-Pouguè,* mais aussi à ce village voisin par où les espions étaient venus : « Et nous constatâmes du vent pendant que nous rentrions de l'espionnage. Tout de suite après, il y eut quelques gouttes de pluie. Nous marchions tellement vite pour pouvoir traverser la rivière en amont et nous ne nous sommes jamais rendus compte que nos guetteurs n'étaient plus avec nous, qui étions venus jouer le rôle de sentinelles. Au vu de ce qui s'était improvisé sur le lit de ce cours d'eau surgit une gigantesque chute. Après avoir pu difficilement traverser, mon compagnon et moi avions encore constaté que le lit de ce même cours d'eau avait littéralement baissé de suite. Nous avons donc compris qu'il s'était passé quelque chose[35] ». Les autres rescapés moururent quelque temps après avoir raconté ce qu'ils avaient vu sur le lit de ce cours d'eau, mais jamais ce qui s'était passé à Bassinglègè.

---

[35] Cette formulation est nôtre. C'est en 2017, étant à Malabo, nous avons été informé que le ministère des Arts et de la Culture du Cameroun sollicitait notre équipe dans le cadre de l'inventaire général du patrimoine culturel national et particulièrement du site de Bassinglègè dans département du Nyong-et-Kélé.

En langue basaa, « Bassinglègè » veut dire « formation des sages et des lutteurs ou guerriers ». Quand on disait « je vais à Bassinglègè », cela voulait dire je vais au renforcement des capacités ou à la réunion secrète. Le préfixe ''Bassing'' signifiait ''école de sagesse et de combat'' et le suffixe « lègè », léguer dans la langue française. La traduction littérale de ce groupe de mots veut dire : « l'école de sagesse et de combat laissée par nos ancêtres ». Le nom du village Lamal-Pouguè part du récit selon lequel que les gens venaient écouter en cette bourgade constituée aujourd'hui pour la plupart des bars. Le terme en basaa « Mal » veut dire « fini ». Quant au mot « Pouguè », de sa véritable orthographe « Mpugè » en langue basaa, signifie vallée.

Alors, ces rescapés voulaient dire qu'ils ont vu cette rivière qui autrefois était appelée « man kellé » s'ouvrir et devenir une vallée en quelques secondes, pour avaler tous ceux qui étaient venus jouer les espions. Après ces événements, un lion était apparu on ne sait où et avait dévoré un individu dans les entrailles de cette forêt sacrée pour réparer un sacrilège causé par cet homme. De façon non fortuite, une injustice se répare inexorablement en ces lieux. Les localités de Makak, Bot-makak et Eséka avaient toutes un ou plusieurs représentants qui venaient suivre des enseignements à Bassinglègè. Par la suite, ces enseignements étaient toujours portés vers Makak et ses environs, Bot-makak vers le Littoral, Eséka et ses villages environnants.

Les Bambombog et les tradipraticiens de santé avaient reçu des enseignements de Bassinglègè sans le savoir, à travers la manifestation de ses forces magnétiques et par les différentes rencontres du "donner et du recevoir" desdits tradipraticiens et des porte-paroles appelés Bambombog chez les Basaa du Cameroun. D'autres catégories de personnes s'y rendaient en l'occurrence, Mpôdol Um

Nyobè, le nationaliste camerounais accompagné par sa mère.

Bassinglègè est resté fidèle à lui-même, le lieu par excellence entre autres de la cueillette des remèdes et le passage à l'arbre qui rendait coupable ou non des individus soupçonnés d'avoir commis des actes non conformes. Cet arbre appelé en basaa « Yap djég » est connu sous le nom d'arbre à palabre que la société moderne a transformé en tribunal. Voici comment était composée la structure décisionnelle de Bassinglègè :

- Le Roi, qui habitait les environs d'Eséka, incarnait le pouvoir exécutif ;
- Les Porte-paroles ou Bambombog, parsemés à travers toutes les contrées du coin et qui se réunissaient au moment opportun, diffusaient des informations de toutes sortes. Ils symbolisaient le pouvoir législatif ;
- Les Guérisseurs pour la santé ;
- Les Jeteurs de sort ou guerriers pour l'autodéfense du territoire ;
- Les Accoucheuses…

Ces trois derniers incarnaient le pouvoir judiciaire.

Aujourd'hui encore, plusieurs tradipraticiens partent de très loin pour venir cueillir des plantes médicinales dans la forêt sacrée de Bassinglègè. Des malades arrivent des quatre coins du monde pour un service culturel, cultuel ou pour la prise en charge de leurs pathologies. La musicothérapie est très ancrée dans la tradition médicinale du peuple de ces lieux. Ce cours d'eau est connu aujourd'hui sous le nom de Pouguè. Il serpente cette localité arrosant plusieurs villages, fait de cet endroit un recueil ambiant de symboles immatériels qui formalisent l'harmonie en vue aussi bien de la régénération des plantes que du repos des oiseaux migrateurs. Ces derniers offrent un schéma exotique unique en son genre qui incarne une approche de repos du monde humain et sauvage qui sied à une activité écotouristique.

Ces oiseaux ne pouvaient plus se reposer à cet endroit qui avait été pillé par la foresterie, les abattages sauvages, les chasseurs sans scrupules et les pêcheurs qui polluent les eaux par empoisonnement.

La reconduction naturelle de tous ces individus qui contribuent au multicolore de cet écosystème généreux pour qu'il retrouve sa beauté d'antan, avait été refaite. Cela s'illustre davantage par le fait que ces oiseaux et animaux cités ci-dessus retrouvent un idéal pour aider à accélérer et renforcer ce biotope par leurs fientes, déchets et restes de nourritures. Ce sol fait pousser des espèces de plantes qui n'auront jamais la même densité et capacité ou efficacité en termes de rendement médicinal que celles d'ailleurs, y compris les cultures vivrières. Notons que les mêmes essences médicinales collectées ailleurs ne donneront pratiquement pas le même résultat sur la santé des patients. Les bénédictions des ancêtres tenaient également compte du rôle des personnes nées sur place ou venues d'ailleurs. Il en est de même aujourd'hui. Ce qui signifie que le potentiel d'un individu pourrait être dans son environnement propre.

Nous avons constaté que les personnes étaient rapidement éprises par la gaieté de ce verger qui avait été pérennisé par une femme, ne sachant pas qu'elle travaillait pour la régénération des cultures immatérielles des plantes et leurs langages, pour la continuité de l'identité culturelle de Mamb[36], son nouveau nom de baptême, dans sa globalité[37] et qui veut dire, « les choses ».

Par les récits des faits marquant ce lieu et surtout Bassinglègè dans sa particularité génétique, cette forêt sacrée est l'une des meilleures parmi plusieurs autres nées des hommes pour cacher la vérité et modifier l'histoire. Pour la petite histoire, un jeune homme au nom de Minka Emmanuel est directement lié à cette descendance. Parvenu à l'âge adulte, il hérite d'une partie de ce verger et en devient propriétaire. Il était désobéissant à sa mère. Ses récoltes vivrières de trois années successives ainsi que les fruits des arbres qui lui appartenaient pourrissaient. Les personnes avec qui il partageait les limites des champs n'étaient pas du tout inquiétées de la générosité vigoureuse de leurs plantations. Il voyait le bon comportement des cultures vivrières des autres, et ne savait où mettre la tête. Il a fallu organiser pour lui un rituel afin qu'il demandât pardon publiquement à sa mère pour que ses choses redeviennent dans l'ordre. Ainsi fut-il fait.

L'anthropologie de médecine traditionnelle qui étudie l'humain sous l'angle culturel, social et physique, ainsi que l'amélioration de sa condition de santé, est un gage pour des personnes soucieuses du devenir et de l'équilibre de la terre. Les cérémonies solennelles traditionnelles des sociétés humaines, leurs manières d'agir immuables[38] et l'ensemble

---

[36] Signifie les choses. En effet, à l'époque de ce récit, les gens disaient : « Allez écouter les choses ».

[37] Mamb représente une pluralité de villages. Relevons que le mot à l'origine est « Mam » pour dire « les choses ». Le « b » qui est à la fin est un ajout qui survient avec la venue des étrangers qui dénaturent un peu le terme.

[38] Des attitudes qui sont substantielles aux cultures. En fait, c'est à partir d'elles que se constituent les habitudes des gens et l'effort de projection dans l'histoire. Relevons en outre que c'est à partir de cette substance culturelle que part toute forme de remise en question pour l'avancée culturelle des peuples.

des pratiques de ces communautés, doivent respecter et sauvegarder les séries d'épreuves initiatiques qui peuvent apporter et réussir à faire la jonction entre les cultures, afin de montrer le bien-fondé des passerelles qui doivent aujourd'hui se brasser pour une communauté de cultures, dans la mesure où toutes se valent. Cette dynamique poussera les uns et les autres à se poser un certain nombre de questions relatives au bien-être en général et à la santé en particulier. Interrogations qui intègrent une déontologie unique, contrairement à ce que pensent un grand nombre de sceptiques.

Les pratiques traditionnelles sont de divers ordres : la médecine traditionnelle naturelle, la médecine traditionnelle spirituelle, la musicothérapie, la psychothérapie, la musique, la danse, les arts culinaires, le vestimentaire, la sculpture et l'architecture entre autres. Dans les sociétés traditionnelles, rien de ce qui est susmentionné ne va sans l'autre. On dira que, contrairement à ce qu'on pense, le culte africain est un Tout, dans la réalisation d'un objectif qui vise à établir l'ordre de santé moral, physique ou social. C'est une attitude logique et cohérente qui n'a rien à voir avec l'irrationnel. De plus, il faut relever que ces cultures ont perduré parce qu'il y avait bien évidemment une évolution des peuples concernés. On ne peut donc pas renvoyer ces cultures aux oubliettes sans y porter véritablement une attention.

Il est connu de tous aujourd'hui que l'Afrique est le berceau de l'humanité. Cela se vérifie dans les différents modes de vie, en l'occurrence le vestimentaire, la danse, les habitudes alimentaires, les cérémonies initiatiques entre autres ainsi que les relations avec leurs semblables. La nature impose à l'Africain une sédentarisation. Il a tout a priori. Face à ce constat, l'étranger qui arrive tente de le mettre dans l'inconfort en le faisant douter de ses acquis.

Martelons avec force qu'inventer une machine n'inclut nécessairement pas le fait d'être plus intelligent ou plus évolué que le reste des personnes qui ne l'ont pas encore accompli. La connaissance n'est pas et ne sera certainement jamais ce qu'on lit, entend et comprend. Elle peut être mensongère à plus d'un titre. Elle pourra également être un régal de recueils combinés de mensonges ou de tricheries pour toujours chercher à asservir et à assujettir les autres. Cependant, la connaissance est un ensemble de recueils personnels accumulés au fil des temps et d'origine immatérielle, que les uns et les autres peuvent utiliser pour accompagner la nature à toujours être en harmonie. C'est de cette harmonie que naît l'amour déjà pratiqué par les peuples autochtones qui vivaient et occupaient l'Afrique. Ils se sont fait avoir par cette qualité.

b. Connaissance, humanisation et déshumanisation

La connaissance ne se définit non plus en termes d'une succession de plusieurs documents lus ou écrits par des personnages désireux de se faire écouter pour tromper leurs interlocuteurs. Les lectures et écritures qui n'émanent forcément pas d'une inspiration fondamentale, mais volage et éphémère ne sont pas des savoirs. Les forces machiavéliques du colonisateur qui partait d'un pays lointain pour se rendre en Afrique étaient composées de soldats, d'ouvriers bon marché, de prisonniers transformés en ecclésiastiques très futés et méticuleusement choisis. Après un discours qui s'apparentait à celui selon lequel, tout prisonnier ayant ramené de quoi sauver son pays de la pauvreté, dit par le représentant de son gouvernement, il sera acquitté de la peine de prison à perpétuité qui lui pesait dessus. Pour cela, ces prisonniers des puissances coloniales étaient chargés de faire douter les Africains de ce qu'ils avaient comme valeurs et savoir-faire.

Il fallait trouver des arguments fallacieux qui pourraient remettre en cause la bonté du Noir en premier et ses profondes connaissances du milieu dans lequel il vivait par la suite. Le dieu des blancs était alors écrit dans les « Saintes Écritures » que lisaient et interprétaient, avec beaucoup d'hypocrisies, les prisonniers doués en la matière. Le premier élément qui frappait les Africains était le fait que les assaillants avaient la volonté de s'intéresser à ce qu'ils avaient comme pouvoir, en étudiant leurs techniques de défense. Ces études étaient faites pour pouvoir créer la zizanie entre les Noirs et les conduire à une dénégation de soi. En outre, les conseillers des rois étaient tout de suite mis à l'écart pour plusieurs raisons. Le devoir ultime de changer la condition de leurs pays. Pour ce faire, ils se sont engagés dans un pillage extrême des ressources matérielles et humaines des peuples qu'ils rencontraient.

Ce n'est pas parce que les Noirs sont stupides qu'ils sont considérés comme les derniers dans la classification des sociétés d'aujourd'hui. Mais, c'est en raison de leur bonté de cœur et leurs largesses à penser l'humanité qui fut la raison de leur perte. Ils pensaient en effet qu'aider son prochain était la meilleure option qui soit. La stupidité par contre, appartient aux assaillants qui vont faire développer leurs pays sous fond de mensonges et d'allégories sur la richesse des autres. Relevons qu'il faut être malhonnête et sans scrupule pour faire d'un être humain ce que « l'Église » a réussi à faire. Dans leur démarche essentiellement expansionniste, ils sont parvenus à rendre un peuple incertain et douteux de ses savoirs et croyances sous le prétexte qu'il s'agissait de maléfices. Ainsi, par des techniques rudimentaires qui consistaient par exemple à appliquer sur les pièces d'argent les effigies des dignitaires Noirs pour leur faire croire qu'ils étaient des dieux. Tout ceci, afin qu'ils se retournassent contre leurs frères et que les agresseurs viennent encore éteindre le feu qu'ils auront auparavant allumé.

En outre, lesdits agresseurs se mettent les uns aux côtés de ceux qui visiblement avaient la tête hors de l'eau et les autres pour ceux qui l'avaient sous l'eau. Marcher sur ces deux points tout en édictant des provocations et, au moment opportun, vouloir éteindre ce soi-disant feu allumé par ces agresseurs pour être bien vu des populations Noirs déjà divisées. Nous considérons que « celui qui part de chez lui pour aller chercher de quoi manger est certainement plus pauvre que celui vers qui il vient chercher à manger ». C'est ainsi que tous les peuples qui sont partis de chez eux pour venir en Afrique se sont vus enrichir par l'Afrique et cette dernière s'est retrouvée non seulement toute seule, mais surtout insultée et bafouée. Un vieil adage africain dit : « ce qu'on a déjà mangé peut être compté mais ce qu'on n'a pas encore mangé est inestimable ». C'est à partir de cet adage que les Africains doivent comprendre l'immensité de la richesse qui est la leur. En premier, ils doivent partir de la richesse humaine qu'ils ont encore en substance.

Tout ce qui fonctionne aujourd'hui, quel que soit la technique se retournera tôt ou tard contre ceux qui l'on fait fonctionner en bien ou en mal. C'est la loi de la compensation. Il y'a un vieux proverbe africain qui dit que : « ce n'est pas le jour même qu'on mange le chien qu'on aura la gale ». Que ceux qui ont pris pour option d'insulter les Noirs, après avoir comme ils le disent obtenu ce qu'ils voulaient d'eux, continuent aujourd'hui à fermer les frontières de leurs pays respectifs. Il vaut mieux d'ailleurs que ces frontières restent fermées. Celles des « afriques » resteront toujours ouvertes jusqu'au jour où elles deviendront « Afrique » et qu'elle fermera à son tour les frontières. Il nous faut noter que ce qui se passe avec l'immigration aujourd'hui est choquant. C'est une belle épreuve où l'on voit comment l'humanité est considérée chez certains.

Cette déshumanisation à ciel ouvert remet en question tous principes des droits de l'homme. Plus encore, si ce sont les mêmes qui nous tiennent le discours sur l'humanité, on a envie de tout laisser tomber. Dans quelques décennies, tout ceci ne sera pas pris en compte par les pays au sud du Sahara parce qu'ils auront percé le mystère que cachent les indépendances, des zones de franchises des marchés mondiaux à sens unique et autres mécanismes mis en place pour toujours faire penser à ces Africains qu'ils sont dépendants des autres dans l'optique de continuer à dénaturer les pratiques africaines qui, assurément ont acculturé plus d'une personne aujourd'hui dans le continent noir. Cette acculturation mènera à poser des actes contraires au développement de la société africaine et dresser les uns contre les autres, par le manque de compréhension et l'homogénéisation des actions ou des actes cultuels.

Comment peut-on accepter la musique, la danse, la cuisine, le vestimentaire, la sculpture… qui sont les œuvres de l'esprit autant que la médecine traditionnelle et ne pas accepter cette dernière ? La répudier même de nos habitudes et, souvent prendre quelques fois des décoctions pour tel ou tel mal tout en se disant que : « ma grand-mère nous administrait cette potion lorsque nous avions la fièvre ». Dans un pays comme le Cameroun, tout le monde sait, même si ça reste une connaissance empirique, que « l'hôpital moderne ne parvient pas encore à soigner la fièvre typhoïde de manière rigoureuse ». Pour cela, les populations connaissent des tradipraticiens ou des naturopathes qui administrent des décoctions pour résoudre la question. Cet exemple connu de tous devrait au moins susciter la remise en question. Comment comprendre qu'une telle vérité ne provoque pas une envie de découvrir mieux ?

Faites ce constat simple ! Les êtres humains ont tous besoin de belles choses comme l'habitat, les voitures et les produits manufacturés ainsi que l'arsenal des produits médicamenteux. Et on attend de la médecine traditionnelle qu'elle se comporte comme la médecine moderne. C'est-à-dire qu'elle doit se mettre en mode transformation et conservation comme c'est le cas pour les comprimés. Sans avoir tendance à vouloir dégrader cette démarche scientifique qui a fait et qui fait ses preuves, nous voulons par contre relever que la médecine traditionnelle doit rester une alternative à partir de laquelle la médecine moderne devrait pouvoir se renouveler. Ce serait intéressant pour tout le monde. Il faudrait alors une coopération rigoureuse entre ces deux expressions de la médecine pour que l'humanité perdure.

Est-il alors possible d'emprisonner toutes les plantes dans des conserves pour enfin les consommer plus tard sans effets indésirables ? Sinon, ces forêts ne se retrouveront-elles pas toutes dans des boîtes de conserve pour de l'argent ? Certains produits médicamenteux sont susceptibles de soulager un mal, mais aussi d'en créer un autre s'ils ne sont pas utilisés avec précaution.

Il est nécessaire de relever que l'environnement dans lequel on vit peut être favorable et défavorable pour des actions en fonction du taux d'énergie dont on a besoin pour résoudre un problème donné. L'espérance de vie est en décadence totale en Afrique alors que l'environnement aurait pu être un moyen de résoudre la question de la mortalité sous toutes ses formes. Lorsque dans un village africain autrefois une personne de 90 ans arrivait à décéder, les anciens de cette contrée se réunissaient pour se demander de quoi ce jeune homme est-il mort ? Un prêtre a fait ce triste constat : « *depuis 1 an que je suis dans ce village, j'ai déjà dit la messe pour 171 dépouilles parmi lesquelles 140 jeunes et 31 vieux* ».

Importer les habitudes est contraire à la culture traditionnelle des peuples. Et aucun peuple ne peut vivre de manière autonome et conséquente si ses actions au quotidien sont celles des autres. L'Africain est parvenu à une dénégation de soi qui fait qu'il meurt aujourd'hui et rapidement d'une fièvre qui autrefois était passagère et peut-être inexistante grâce à la mixture « Simngang et Cocmot ». Ces derniers sont des produits forestiers non ligneux efficaces, que les mamans donnaient à leurs enfants tous les trois jours après les repas du soir, une cuillerée à soupe ou à café selon l'âge de l'enfant, pour le prévenir des fièvres et des maladies de la rate surtout chez les nouveau-nés. Aussi, les habitudes alimentaires d'aujourd'hui sont également la cause de nombreuses maladies et décès. Les conditions de vie dans nos cités amènent des personnes à rechercher naturellement le pain quotidien au point d'oublier l'essentiel qui ne leur coûte pas assez de sous. Dans cette confusion, tout le monde propose n'importe quoi à n'importe qui et personne ne s'impose comme régulateur.

On voit, comme nous l'avons relevé plus haut, des tradipraticiens qui utilisent tous les moyens pour extorquer de l'argent à des patients devenus leurs victimes. Ces charlatans des temps modernes, en quête de pain au détriment de la santé, sont des personnes qui tentent de tirer profit de la crédulité des gens en débitant des discours trompeurs sont nombreuses dans nos contrées. Avoir la bonne information sera primordial pour la bonne pratique d'un traitement traditionnel convenable ou à une situation demandant une prompte prise en charge. C'est dans ce sillage que nous allons illustrer notre démarche par quelques cas de maladies en vue de les comprendre et d'y poser un diagnostic afin de voir ce que propose, crédibilise et responsabilise la médecine traditionnelle.

3. Maladies

Maladies psychosomatiques

Les maladies psychosomatiques relatives à la décroissance du corps physique[39], par rapport à une affection donnée et cliniquement déclarée négative ou positive par des examens, peuvent présenter des symptômes à première vue susceptibles d'être considérés comme caractéristiques en apparence habituelles. L'on se rendra compte au moins deux années plus tard que le corps physique avait plus ou moins commencé à se désagréger malgré tous les médicaments qu'on lui avait administrés durant tout ce temps. L'on constate tout de suite après que le remède administré contribue à la détérioration du corps physique qui ne meurt pas pour autant parce que sa dimension spirituelle est encore en vie et ne présente aucun signe de fatigue contrairement au corps physique qui lui, visiblement souffre. Pendant les périodes où ce corps ressent des souffrances physiques, il n'est pas rare de voir tous les aspects sensoriels renier ses servitudes habituelles. On a l'impression que tous les jours, les appétits se confondent dans une cage et sont sucés de ce corps qui s'évide de son nectar vital[40]. Certains patients arrivent quand ils n'ont pas vu mieux ailleurs et sans un sou.

Il suffit de comprendre, avec un aspect sensoriel poussé et un discernement appuyé, pour déchiffrer que la fatigue du malade n'est pas généralisée et que son timbre vocal est bien en place. Le passage à la seconde phase de traitement

---

[39] Il s'agit des maladies qui ne se manifestent pas physiquement, mais qui restent en réalité des maux. Il arrive que le médecin après ses examens ne voit pas de manifestation réelle, mais le malade souffre quand même. La médecine traditionnelle tente de comprendre ce type de maladie qui peut échapper aux canons réguliers dans ses formes d'interprétations les plus pointues.

[40] Ce terme renvoie à l'énergie par laquelle une vie humaine prend sens.

nécessitera une bien meilleure prise de conscience de la donne et savoir quoi utiliser comme éléments pour la guérison complète du patient.

4. Traitements des maladies

a. Fièvre

- Causes et manifestations

On distingue particulièrement plusieurs types de maladies qui peuvent s'apparenter au paludisme, à savoir : la fièvre et la fièvre typhoïde.

La fièvre est une élévation anormale de la température qui peut être due à des coups de vent sec et humide, à l'absorption des boissons à basse température,[41] mais aussi, le contact avec des éléments à très basse température[42]. Le patient a généralement froid au départ, sa température oscille au fil des heures et ses lèvres peuvent se fendiller. Le traitement de la fièvre nécessite un suivi constant et méticuleux. Il peut aller de la prise simple des décoctions médicamenteuses aux bains de vapeur. Il nécessite à sa préparation les produits suivants[43] :

- **5 AR00810CTN**[44] moyen ;
- **700 g de AR00811CLL**[45] **;**
- **750 g AR00813MCB**[46] ;

---

[41] Boisson fraîche par exemple.

[42] Température en deçà de zéro.

[43] Il est important de préciser que ces produits sont dans une codification propre à l'ARAM. Celle-ci est fonction de son repérage des essences naturelles et de l'organisation de son laboratoire.

[44] Citron

[45] Citronnelle

[46] Macebi (en langue basaa), Massèp (en langue beti)

- **800 g de feuilles de AR00812DJB**[47].[48]

Porter à ébullition pendant 20 min[49] et prendre un verre chaud de 300 ml matin et soir pendant trois jours. Si la fièvre persiste, l'accompagner par un mélange de 1 kg de **AR00813MCB** + 1 kg et 1/2 de **AR814FBPM**[50], le tout mélangé dans 5 litres d'eau, porter 20 min à ébullition et faire le bain de vapeur[51].

Ce traitement peut être la cause d'une anémie qui peut nécessiter la préparation du remède contre celui-ci :

- **1 kg de AR00815BBM**[52] **;**
- **1 l d'eau.**

Porter le tout à ébullition pendant environ 15 min à feu doux. Vous obtiendrez un liquide rouge vif, laisser reposer et prendre par voie orale et servir à température ambiante pour :

- **Adultes 200 ml ;**
- **Adolescents 150 ml ;**

---

[47] Djab (Moabi)

[48] Selon le registre du laboratoire de l'ARAM 2012

[49] Il nous semble utile de faire une précision relative à la notion d'ébullition. Pour être précis dans les minutes que nous prescrirons dans notre démarche, on devra comprendre que les minutes indiquées se comptent à partir du début de l'ébullition. Ce qui signifie que s'il est indiqué 15 min pour la préparation d'un médicament, les 15 min se comptent à partir du moment où l'on voit les premières bulles. Au cours des minutes avant le début de l'ébullition, l'eau capte les éléments des plantes en raison de la force de la chaleur. Au cours de la période d'ébullition, ces éléments se fixent dans l'eau pour former un composé homogène. Il y a dans cette démarche à la fois une étape de préparation et de fixation.

[50] Feuilles mortes de bananier plantain.

[51] Il s'agit d'un sonna traditionnel. C'est une technique qui permet de réchauffer le corps pour lui redonner sa vitalité.

[52] Bèe bi matchél (Remède de sang).

- **75 ml pour les moins de 5 ans.**

Les nourrissons et les enfants de moins de 5 ans n'ont pas droit au traitement de la fièvre ci-dessus mentionnée en raison de l'apport d'un élément tiré d'un arbre à croissance lente et d'un mélange d'herbes, qui peut causer des dégâts pendant l'évolution cutanée et du système nerveux des enfants. Par contre, la prévention des maladies est d'une importance capitale pour ces êtres fragiles qui ne peuvent suffisamment pas supporter les forces de plusieurs types de remèdes. On leur apportera en prévention et en traitement :

En prévention, laisser macérer pendant une journée :

- **1 kg de AR00791SNG**[53] **;**
- **1 kg de AR0816CKM**[54] **;**
- **1 l d'eau.**

Prendre 2 cuillerées à soupe ou à café tous les jours pendant une semaine et selon l'âge de l'enfant.

- Traitement

- **1 kg de AR00791SNG ;**
- **1 kg de AR0816CKM ;**
- **350 g de feuilles de AR00732HIL**55 **;**
- **1 l d'eau.**

Porter à ébullition ce mélange pendant 15 à 20 min[56] selon les plantes cueillies (vieilles ou jeunes)[57] ; laisser reposer la préparation et prendre 3 cuillerées à soupe ou à café selon l'âge de l'enfant.

---

[53] Simngang (Bubinga)

[54] Cocmot en langue basaa

[55] *Hilo hi nkana* en langue basaa

[56] Après vingt minutes, la plante risque de perdre toute sa substance

[57] Ne pas confondre avec les plantes cueillies fraîches qui signifient les plantes qui viennent d'être cueillies.

N.B. Ces prescriptions peuvent changer suivant l'évolution de la maladie. Et comme pour la médecine moderne, il faudra consulter le traitant pour savoir la conduite à tenir dans tel ou tel autre cas.

b. Fièvre typhoïde

- Causes et effets

La fièvre typhoïde quant à elle peut être causée par la mauvaise cuisson des aliments, les mains sales, les fruits non lavés ou mal lavés, l'eau non potable... Elle se manifeste généralement par les maux de ventre, les sensations de fraîcheur dans le ventre alors que les autres parties du corps paraissent normales, l'envie de déféquer devient pénible pour cause d'une constipation apparente ou d'une diarrhée dans le cas contraire. On relève également les courbatures, les céphalées, le ballonnement du ventre, les insomnies, la transpiration abondante, les maux de ventre ; la chute anormale de la température corporelle peut s'observer dès les premières heures de l'après-midi...

- Traitement

Préparation, cuisson et administration :

- **1 kg de AR00810CTN ;**
- **1 kg de AR00817RDP**[58] **;**
- **3 kg de AR00732HIL ;**
- **750 g de AR00813MCB ;**
- **850 g de AR00811CLL.**

Piler à la fois les cinq éléments dans un mortier ; y ajouter 5 litres d'eau et porter à ébullition pendant 30 à 35 min à feu doux.

[58] Racines de papayer

Les adultes et adolescents prendront, par voie orale, un verre de 250 ml tous les jours matin et soir pendant une semaine.

c. Paludisme ou malaria

Le paludisme a connu une évolution en ce début du 21e siècle. Nombreuses ont été des expériences dans des laboratoires et bien sûr moult applications sur le terrain se sont soldées inappropriées pour l'éradication de cette maladie qui décime encore de nos jours, plusieurs milliers d'individus, plus précisément en Afrique, et en l'occurrence les femmes enceintes et les enfants de 0 à 5 ans. Cette maladie parasitaire causée par la piqûre de l'anophèle femelle (moustique) est depuis lors, combattue par plusieurs médicaments auxquels elle est de plus en plus résistante. Ces médicaments qui sont une nième expérience ne suffisent toujours pas pour l'amélioration des conditions sanitaires des populations.

Les méthodes africaines de lutte contre le paludisme se faisaient en trois principales étapes :

- La première étape était de se débarrasser de tout ce qui pouvait causer la prolifération des moustiques.
- La deuxième étape consistait en la cueillette des plantes spécifiques que l'on posait à proximité du feu ou que l'on enveloppait sur une lampe tempête. Au contact de la chaleur, cette plante diffusait une senteur agréable pour des personnes et éloignait les moustiques et d'autres insectes.
- La troisième étape consistait en la prévention par la prise des médicaments, une composition de deux ou plusieurs éléments naturels à prendre par voie orale, pour éviter d'éventuels développements des parasites.

Il faut dire que la malaria était facile à soigner pour la raison simple que l'environnement était propice à l'administration des soins. Dans la démarche que nous venons de décrire, l'Afrique parvenait à avoir une maîtrise face au développement de cette maladie. Mais il convient de dire que ces savoirs endogènes qui donnaient aux populations une relative autonomie se sont vus méprisés et dévalorisés par une littérature coloniale qui n'avait pour seul but que de décourager les populations et de proposer des médicaments de la civilisation ultralibérale. Le développement des savoirs endogènes africains se fige ainsi dès l'arrivée des premiers assaillants. Ils vont ensuite ramener dans leurs laboratoires en pleine expansion ces techniques endogènes pour trouver de nouvelles formes galéniques, plus simples, de médicaments avec le même principe actif contenu dans les liquides médicinaux des noirs, à consommer plutôt que les décoctions de ces Africains traités de barbares et sauvages.

Ces remèdes des temps modernes sont aujourd'hui susceptibles de causer plusieurs maux dans la mesure où les diverses extractions utilisées en sciences modernes ne libèrent pas les principes actifs qui sont plutôt rendus orphelins de leur séparation du liquide mère. Les dégâts causés au corps humain seront énormes parce qu'on a ajouté par exemple de l'amidon à une partie de l'extraction, en vue d'en faire un comprimé dont la consommation répétée pourrait causer d'autres maux. C'est dire que la démarche rationnelle ne devrait pas négliger les principes actifs que l'on retrouve dans la nature. C'est d'ailleurs pour cette raison que l'environnement c'est l'homme et le détruire c'est causer un tort énorme à la vie humaine. Pour en revenir à la question des principes actifs, il faut se poser la question de savoir si le liquide extrait de ce procédé, qualifié d'inutile pour la science moderne, mais utile pour la médecine traditionnelle, n'est pas essentiel à la guérison des malades. Oui en effet, c'est essentiel parce que c'est le principe actif qui substitue l'énergie perdue, gagnée de trop ou altérée.

Rappelons que le réchauffement climatique arrive avec le développement des technologies modernes qui se sont développées en ne prenant pas en compte la dimension naturelle dans laquelle on retrouve l'humanisation des évènements. Il nous convient de relever ici que les éléments néfastes contenus dans l'eau et qui sont la cause des maladies hydriques et particulièrement la malaria, s'accroissent notamment parce que les pluies tombent avec les particules des éléments nouveaux qui sont enfouis dans les gaz à effet de serre et qui corrompent les nuages porteurs d'espoir pour des millions d'individus en manque d'eau potable. Les flaques d'eau auparavant saines, connaissent un accroissement de morceaux de particules microscopiques néfastes qui peuvent rendre plus solides les œufs de moustiques.

Les moustiques qui après incubation sortent des œufs ont un organisme génétiquement modifié et plus corrompu. C'est dire que les traitements administrés aux malades du paludisme sont faussés d'avance, en ce sens que les pluies qui se sont déversées plus tôt ont arrosé les plantations et les cours d'eau que plusieurs milliers d'individus à travers les tropiques ont également consommés, créant ainsi des résistances aux médicaments jugés pourtant efficaces au bout de nombreuses recherches.

La relation qui existe entre les êtres humains, les animaux et les moustiques devient d'un point de vue unilatéral similaire du fait de l'expansion des éléments communs à ces êtres vivants. Sans toutefois être piqués par un moustique vecteur de paludisme, les autres insectes et/ou êtres vivants comme certains mammifères volants et animaux peuvent donner l'occasion aux humains d'être atteints des fièvres. Dans cet autre cas, la solution devient plus complexe à trouver, car les globules blancs des personnes ayant été en contact aussi bien avec les anophèles femelles, les animaux et autres mammifères ou avec ces eaux de pluie sont plus que corrompus. Pour l'organisme sans défense, il ne reste plus d'alternative que de s'affaiblir et de mourir.

En rapport avec les eaux de pluie utilisées par ces êtres vivants et que les différents médicaments administrés ne parviennent à réparer, les conséquences se lisent sur les statistiques du nombre de décès qu'occasionne le paludisme en Afrique. Les forêts qui préservent la couche d'ozone disparaissent à pas géants et les méthodes relatives au traitement à base de plantes naturelles se font de plus en plus courtisées, mais, la prévention reste la voie la plus salutaire pour stopper la course à cette maladie qui décime de plus en plus les populations africaines.

- Traitement

Le traitement à base de plantes médicinales pour la prise en charge de la malaria reste la préoccupation première pour les praticiens de la médecine traditionnelle. Quoique la prévention demeure la condition sine qua non pour la santé des populations qui sont également très sceptiques des méthodes de prises en charge de la médecine traditionnelle. Les praticiens ne baissent néanmoins pas les bras et proposent entre autres la méthode qui consiste à associer le **RRAM00798TTG**[59] à prendre 1 cuillerée et demie matin et soir avant ou au cours des repas pendant 21 jours. Cette méthode consiste à évacuer les éléments microscopiques et toxiques dans le sang. Ces derniers, qui contribuent à rendre inefficaces les traitements de paludisme, sont contenus dans le plasmodium et peuvent rendre tout type de thérapie inefficace.

[59] Tutug en langue basaa

La poudre **du RRAM00798TTG** mélangée dans une portion de repas, désintoxique l'organisme pour rendre libres les globules blancs à combattre la maladie en association avec :

- **1 kg de AR00791SNG ;**
- **700 g de AR00732HIL ;**
- **400 g de AR00813MCB ;**
- **675 g de AR00752LAA[60].**

Piler le tout dans un mortier ; y ajouter 3 litres d'eau et demi ; porter à ébullition à feu doux pendant 30 minutes à température ambiante ; prendre par voie orale 1 verre de 300 ml par jour pendant 3 jours et demi renouvelable 1 ou 2 fois suivant l'ampleur de la maladie, afin de réussir à pouvoir déloger le foyer de parasites des globules blancs et ceux qui se sont installés dans le foie.

Rappelons que ce traitement est susceptible de causer une anémie sévère. Le corps se fatigue de plus en plus. Il convient d'associer le traitement qui consiste à apporter à l'organisme la force nécessaire pour combattre la fatigue de la période de convalescence en vue de remettre son taux de sang à son beau fixe. Pour prendre le dessus sur la fatigue et se sentir mieux, le malade devra ajouter à ses repas sains et équilibrés :

- **1 kg de AR00815BBM ;**
- **1 l d'eau.**

Porter à ébullition les éléments ci-dessus mentionnés pendant 15 min à feu doux, vous obtiendrez un liquide rouge vif ; laisser reposer et prendre par voie orale ; servir à température ambiante 200 ml pour les adultes, 150 ml pour les adolescents et 75 ml pour les moins de 5 ans.

Les traitements à base du **RRAM00798TTG** en association avec les mélanges **AR00791SNG ;**

[60] Laango en langue basaa

AR00732HIL ; AR00813MCB et du **AR00752LAA** sont administrés afin de nettoyer les foyers de résistance qui pourraient se former et éviter qu'on se retrouve avec un cas de paludisme mal soigné.

d. Accident vasculaire cérébral

La relation qui existe entre l'alimentation et les accidents vasculaires cérébraux est très importante. Du point de vue sanitaire, les éléments qui composent le sang et qui donnent vie au système nerveux mal entretenu peuvent augmenter le risque et devenir la cause de plusieurs accidents vasculaires cérébraux.

Par expérience, les personnes à risque ne sont pas toujours celles âgées de plus de 55 ans. Par contre, je dirais que les causes des risques sont encore favorables pour des personnes qui peuvent avoir une mauvaise hygiène de vie en termes d'apport journalier en vitamines et celles pour lesquelles l'exercice physique ne compte pas. D'un point de vue général, les aliments qui ont le plus de substances grasses ainsi que les aliments à forte quantité de sucre sont à proscrire dès l'âge de 40 ans. Par ailleurs, la consommation de certains oléagineux comme les noix de palme, de cacahuètes et de certaines viandes à croissance rapide peuvent participer à l'obstruction des vaisseaux sanguins et être ainsi la cause d'une majorité de cas d'accidents vasculaires cérébraux.

Les signes précurseurs peuvent durer entre 6 et 12 mois. Ce sont par exemple, les courbatures, les vertiges, de douloureuses migraines, le manque d'appétit, les fatigues généralisées et intermittentes, les sensations d'étouffement et d'oublis réguliers, les troubles de mémoire, la sensation de pression en milieu professionnel et chez les femmes, la perturbation du cycle menstruel.

La maladie se manifeste et survient quand le patient ressent un mal-être général et constate que son corps est pris à l'étau et la paralysie devient visible. Chez certains sujets, les urines sont de petite quantité et elles sont rougeâtres. Le malade se sent dégagé même dans un état comateux et ceci peut contribuer au réveil du patient.

- Traitement

La prise en charge tardive du patient victime de l'accident vasculaire cérébral peut avoir des conséquences désastreuses :

La première phase de traitement consiste à faire baisser la tension artérielle.

Il faut être prompt à réagir, car la première phase de traitement nécessite de faire baisser la tension artérielle qui est montée considérablement. On laisse allonger le malade sur le dos s'il ne peut pas s'asseoir sur une couchette lui permettant de laisser reposer ses pieds plongés dans 20 litres d'eau dans une bassine à contenance de 40 à température ambiante. Cette eau doit être changée toutes les 15 minutes ; reprendre le processus au moins 4 fois selon le rétablissement ou la configuration extérieure du patient. Le contraire peut se produire et avoir un patient en hypotension. Dans ce cas, il sera nécessaire de plonger ses pieds dans de l'eau tiède ou presque chaude.[61]

La deuxième phase consiste à localiser la maladie et déterminer le cas échéant le type d'accident vasculaire cérébral.

Cette deuxième phase de traitement est localisée à partir de la première, donc déterminée au fur et à mesure que le praticien effectuera les différents exercices qui consisteront à :

[61] *Idem.*

- Évaluer le pouls du malade ;
- L'allonger dans le sens vertical et latéral et vice versa.[62]

Afin de ne pas laisser le malade dans une position qui prête à équivoque et ne point laisser le danger continuer par d'autres dégâts de parcours qui provoquent de nouvelles lésions, prendre en compte dans cette phase de thérapie d'autres zones négativement atteintes.

La troisième phase consiste à faire intervenir le praticien pour le remède et le kinésithérapeute pour les massages.

Nous avons par exemple la paralysie faciale accentuée sur le côté droit entre le premier et le septième jour, un mal de tête excessif sur le même côté et qui fait souffrir profondément le patient ; le cuir chevelu distendu qui fait très mal. Les membres supérieurs et inférieurs du côté droit du corps se comportent moins bien que ceux du côté gauche. La baisse d'appétit et de salive dans la bouche est accentuée. La langue est enflée, l'œil droit est constamment humecté et inerte…

Le praticien pour le remède apporte au malade 225 g de **AR00818OGN**[63] à mâcher tous les jours matin et soir pendant 7 jours, en plus d'un régime alimentaire[64] prescrit au patient. Il lui est conseillé les fruits et légumes pour un apport en oligo-éléments essentiels à la reconstitution de son corps.

Les massages contribuent grandement au rétablissement du patient. Le traitement, selon les cas, des accidents vasculaires cérébraux par la médecine traditionnelle est

---

[62] *Idem.*

[63] Lilan en langue basaa (Oignon)

[64] C'est l'élément naturel essentiel pour le traitement du cas concerné

également effectué entre le premier et le septième jour[65]. Les massages d'attaques[66] générales sont entrepris dès le quatrième ou le cinquième jour et réalisés sur tout le corps afin de préparer celui-ci aux faits d'être pétri non seulement pour la remise à niveau de l'organisme qui souffre, mais également pour la suite du traitement.

Avec la consommation continue du remède traditionnel **AR00819OON**[67], les massages localisés ou ciblés commencent par les parties touchées : oreille et front du côté droit. On constate l'apparition d'un liquide gluant sur l'œil droit dès le 21e jour, mais aussi la fatigue, la digestion difficile, les insomnies... Le sujet accepte difficilement les milieux bruyants et pour les femmes, les bouffées de chaleur se font ressentir même avant l'âge de la ménopause[68].

Le vingt-cinquième jour, le **AR00723BN**[69] à prendre 300 ml par jour pendant 18 jours est ajouté dans la prise des remèdes traditionnels. Au fur et à mesure que le traitement avance en association avec le **AR00818OGN** et l'eau, l'on constate qu'au vingt-huitième jour, le sommeil devient de plus en plus normal, il y a de moins en moins de fatigue, les céphalées se présentent par intermittence. La digestion commence à être facile et les gaz intestinaux sortent à

---

[65] Nous avons préalablement relevé que le rein qui évacue ne doit pas être en manque d'élément d'évacuation. Les massages permettent de créer la liaison entre le rein et les autres parties du corps qui seraient attaquées.

[66] Nous parlons de massages d'attaques pour insister sur le fait qu'un membre qui ne fonctionne pas doit être massé régulièrement et avec force afin de le remettre en mouvement.

[67] Meveng en langue ewondo

[68] Chez la femme, il y a une crispation des parties génitales qui rompt leur fonctionnement normal.

[69] Beben en langue basaa.

répétition par des pets longs. Au réveil et au contact du soleil, la tête fait mal.

Les massages des zones localisées se poursuivent sur des parties (terminaisons nerveuses) où la douleur est encore très présente comme sur le pavillon de l'oreille. Un mal[70] accentué que le patient n'aime guère à penser lorsque l'heure du massage se rapproche. Cette douleur donne l'impression au malade que toute la maladie est confinée dans cette partie du corps qui continue pourtant à se libérer de plus en plus, au fur et à mesure que le praticien apporte du sien. La bouche, profondément relâchée et penchée vers la gauche, commence à retrouver ses proportions normales.

Le malade qui depuis peu boit beaucoup d'eau parce que son corps en a besoin pour sa consistance et l'élimination des toxines, commence à présenter des signes de guérison qui se manifestent par des sensations de chatouillement et de petites démangeaisons qui vont au fil du temps s'apparenter à la gale, à l'extérieur de la partie droite du corps touché, de la tête (cuir chevelu) jusqu'aux pieds (orteils). Cette manifestation annonce la libération des lymphocytes ou petits globules blancs qui étaient pris en otage par des substances grasses venant des aliments.

Chez certains sujets, ces démangeaisons sont accompagnées de petites plaques qui se forment sur l'étendue du corps, au fur et à mesure que l'on se gratte, elles se transforment en blessures.

e. Les cas de fractures

Les traitements des fractures sont effectués selon les méthodes ancestrales de médecine traditionnelle. Pour les cas de fractures accompagnées de blessures ouvertes ou déchirures, l'application et les connaissances endogènes apportées voudraient que la blessure se cicatrise en même

[70] Le mal n'est plus général, il devient localisé.

temps que l'os se reconstitue. Les séances de massages et de rééducations se poursuivent ensuite. Les blessures dites incurables, par leurs textures et le temps mis à les soigner par la médecine dite conventionnelle, sont aussi curables que celles dites simples.

Grâce à ce savoir séculaire, de nombreuses affections vasculaires, de fièvres et de maladies psychosomatiques sont régulièrement traitées par la médecine traditionnelle.

Le traitement à base de plantes naturelles apporte des solutions alternatives à de nombreux cas de maladies. Il n'est pas et ne sera jamais ce que les autres appellent la « magie ou la sorcellerie », comme le prétendent certaines sources mal informées de la pertinence et du bien-fondé des plantes naturelles.

Concluons cette phase d'expérimentation de traitement de certains cas de maladie en constatant que la majorité des personnes qui s'engagent pour un traitement de médecine traditionnelle aujourd'hui arrivent par dépit. En général, c'est après avoir épuisé toutes leurs forces dans d'autres cheminements, sans solutions, qu'elles se rabattent vers la médecine traditionnelle. De plus, longtemps considérée comme traitement de vieilles personnes et relayée au second plan, on a aujourd'hui de plus en plus de jeunes qui n'hésitent pas à venir pour une cure bien définie et qui restent enfin par conviction.

L'analyse de ce pourcentage laisse transparaître la désolation onéreuse de la médecine moderne sur ces personnes qui arrivent pour la première cure de médecine traditionnelle sans un sou. Se prêter main-forte pour soulager ces personnes en quête de santé est un travail d'envergure qui nécessite encouragements et méthodes d'appoints. Les praticiens des savoirs thérapeutiques endogènes s'évertuent tous les jours à apporter des réponses aux sollicitations diverses quand ils savent qu'il faut être prompt à agir pour résoudre un problème de santé donné.

Si la médecine traditionnelle parvient à sauver des vies, c'est parce qu'elle a compris que l'essence de l'homme se constitue par une gestion des énergies. En ce sens, il faut savoir que la vie de l'homme s'équilibre par une régulation des énergies. Or, ces énergies sont plus proches de la nature ou tout dans la nature. L'exercice consiste pour un cas donné, à trouver dans la nature l'énergie correspondante pour réparer une dégradation ou une surcharge. Ceci nous pousse à poursuivre avec le traitement par la musique. Les rationalistes « purs et durs », les scientifiques du phénomène, ne comprendraient pas l'opération s'ils ne postulent pas un « au-delà du phénomène ».

5. Traitement par la musique

Depuis deux jours, la place des fêtes du village commence à faire sa toilette. Les filles se dispersent dans les champs, après des réunions dans la principale cuisine choisie à cet effet par celui qui est connu dans toute la contrée comme doyen, celui en qui tout repose sur le plan organisationnel. Nous faisons mention de celui qui organise parce que la marge d'erreur dans cette organisation est très réduite. Il doit donner des consignes précises parce que le déroulement de la cérémonie doit être sans faute. Ces jeunes filles vierges reçoivent les dernières directives et savent désormais ce qu'elles doivent apporter pour que cette fête atteigne son comble.

Aux hommes jeunes[71], il faut s'affairer à trouver du bon vin cueilli et pur, afin que les palais exigeants[72] ne puissent dire mot[73], ceux-là mêmes qui diront des bénédictions pour cette fête des moissons. Le praticien quant à lui, de temps en temps renifle le vide en guise de préparation et de renseignements pour savoir avec quelle chanson et à quel moment devra-t-il commencer. Ses vêtements, colliers, bracelets et autres sont prêts. Il doit, ce soir, s'accorder avec les musiciens pour apporter au besoin, de quoi soulager un mal à l'un des membres de l'orchestre patrimonial, s'il le faut pour ne pas passer à côté des choses simples qui sont par exemple la mise en place des énergies captées et leurs transmissions.

Il est communément admis que la musique est une œuvre de l'esprit. Aussi, on considère que l'esprit s'oppose à la réalité. L'esprit existe même s'il n'a pas de présence physique. Mais qu'est-ce qui meut l'esprit ? C'est peut-être la musique ou autre science de ce genre. On peut donc considérer que la musique, si elle n'est pas perceptible par tout le monde, est quand même d'une essence que l'on peut rattacher à la réalité. Il y a toute une réalité autour de l'homme qui lui échappe bien souvent. L'essence de la musique en fait partie. Quand j'écoute une musique, il y a ce que je perçois grâce à mes oreilles qui ont vocation à écouter, mais il y a également ce que je ne peux percevoir que par mon esprit, si j'ai les dispositions pour ce niveau de perception. Toutefois, il faut reconnaître qu'il arrive un jour

---

[71] On estime ici que les jeunes sont moins corrompus que les plus âgés. C'est pour cette raison qu'ils sont choisis pour cueillir le vin de palme ou de raphia qui servira à la cérémonie. Il s'agit de vin pour des bénédictions et il faut que des conditions soient respectées pour que le rituel fonctionne. C'est un vin pur.

[72] Ceux qui sont choisis pour goûter au vin.

[73] Contester

où l'autre, où l'on se croit emporté par quelques notes de musique : c'est l'extase.

Quand ceci nous arrive, on est hors de soi et on ne peut plus distinctement vivre les moments précis avec des émotions normales ou tout simplement avec objectivité[74]. Notre esprit prend le relais en nous affligeant une secousse douce, succédée par un ralentissement du corps qui procure du plaisir. C'est l'effet de l'œuvre de l'esprit qui vit en nous[75].

Pour les initiés, ces quelques notes de musique qui nous possèdent peuvent se renouveler un milliardième de fois par seconde et produire une force que le praticien est à même de transférer à un malade qui pourra se sentir beaucoup mieux ou alors guérir de ses maux : c'est la musicothérapie. Elle consiste à guérir par des sons.

Dans plusieurs contrées du monde, il existe la fête des moissons, celle des récoltes et la liesse des jeunes filles et garçons devenus adultes après un long apprentissage, à ne pas confondre avec la musicothérapie.

De nos jours, il est organisé, aussi bien dans des villages que dans des cités, une cérémonie dont la vocation est d'apporter la joie et la confiance. On y joint bien souvent une vocation thérapeutique en vue de répondre aux préoccupations de santé de familles et populations. Les instruments utilisés sont : tam-tams, tambours, guitares, balafons, pianos, flûtes, saxophones, cithares, etc. chaque

---

[74] Selon notre niveau de perception, d'interprétation et de compréhension de la réalité.

[75] Dans notre corps, nous avons des sensations qui ne sont pas toujours de l'ordre du matériel et qui nous déclenchent quelquefois des intuitions.

tribu ou ethnie en fonction de ses outils culturels de production sonore.

a. Mouvements tectoniques[76] insonores thérapeutiques

La voie entreprise par des mouvements tectoniques insonores et thérapeutiques intensifiés et amplifiés par des sons musicaux pour la guérison des malades s'effectue depuis toujours. Ça fait partie de la tradition des peuples. Comprendre comment la musique traverse le compact terrestre serait évidemment comprendre le sens de l'esprit, l'esprit humain, l'humain et, le Grand Manitou[77].

Guérir par le son ne relève pas de celui qui organise la fameuse scène où se passa le traitement, mais, la guérison s'obtient au bout d'un enchainement de positionnement d'objets matériels et immatériels qui peuvent être ressentis par celui-là même qui officia cette nième énigme[78].

Le malade est posé sur un établi fabriqué à cet effet et qui peut laisser traverser de part et d'autre, des quatre côtés, l'air qui est son premier médicament[79]. Le praticien dispose les musiciens qu'il a soigneusement choisis pour cette partie de musicothérapie qui sera peut-être unique, en ce

---

[76] Il s'agit du mouvement du sol qui produit de la chaleur. On a besoin de cette chaleur pour la guérison du patient. Le son produit régulièrement par les batteurs réveille les mouvements tectoniques insonores. Rappelons que ces mouvements existent toujours, mais sont sans effet tant qu'il n'est pas porté par le son régulier de la musique. Il ne faut pas confondre ce phénomène avec des esprits qui viennent soigner. En réalité, ces esprits ont besoin de soleil pour manifester leur présence.

[77] Terme pour dire « Dieu ».

[78] Les séances de musicothérapie ne sont jamais les mêmes. Il y a toujours une découverte à faire d'une séance à l'autre.

[79] Élément essentiel pour la guérison du malade.

sens que les éléments utilisés pour les parties de guérison par les sons ne sont jamais les mêmes.

L'équipe de travail, le malade, les accessoires et le feu[80] qui accompagnent la cérémonie obéissent à une disposition particulière. Les musiciens sont disposés en parallèle au coucher du soleil et à droite de ce dernier. Le feu peut être un assemblage de buches ardentes ou simplement une bougie allumée.

1. Le malade se situe à 3 m des musiciens ;
2. Les musiciens à 4 m du panier d'éléments ésotériques[81] ;
3. Le panier d'éléments ésotériques à 2 m du praticien ;
4. Le praticien à 7 m du malade.

Ce qui renvoie en chiffre et en ce qui concerne les heures d'ouverture et de fermeture de la scène à :

5 h du soir + 10 h du soir = 15 h et 12 h du soir + 5 h du matin = 17 h. Ce qui fait 15 h + 17 h =32 h. En additionnant 3 h du matin + 2 h du matin où tout se passe, 3 h + 2 h = 5 h du soir où tout doit commencer et 5 h du matin où tout doit être terminé.

Et de la disposition de tous les éléments qui accompagnent le praticien :

3 m + 4m +2 m +7 m = 16 m ou 16 m = 7 en additionnant 1 m + 6m = 7 m correspondant à la distance entre le praticien et le malade qui, sans le respect scrupuleux de cet

---

[80] La nuit est froide et l'effet que produit le mouvement tectonique insonore est chaud. S'il n'y a pas de feu, il ne peut pas se réchauffer régulièrement. S'il n'y a pas de feu, il y aura refroidissement et l'effet du mouvement tectonique ne pourra pas se réguler.

[81] Les écorces, les huiles…

ordre des choses, la fête de la guérison n'atteindra pas ses objectifs.

La disposition des éléments ci-dessus mentionnés s'effectue à 5 h de l'après-midi. Les personnes qui voudront prendre part à la cérémonie arrivent au fur et à mesure que la nuit s'enfonce. Le praticien doit s'assurer qu'il n'y aura pas de fausse note de la part non seulement de la santé des musiciens, mais également leur éventuel remplacement au cas où il y aurait des défaillances ou des indisponibilités ; où il y aurait des malaises dûs aux insufflements des mouvements tectoniques. Ceux-ci commencent à s'affairer dans tout cet orchestre ragaillardi par celui-là même qui est considéré comme le maître de cette scène, croit-on, pourtant il n'est que figure de style comparée aux glandes mammaires.

Les musiciens commencent à s'affairer de leurs instruments à l'endroit d'eux-mêmes[82] et les premières personnes qui se mettent déjà en place, afin qu'ils commencent à se mettre dans un bain-marie instrumental composé de trois tam-tams, un tambour et d'un maracas.

À l'autre bout du monde, le soleil est au zénith et pose ses rayons sur la position nord du globe terrestre. La fête commence à battre son plein par des pas de danse cadencés et virevoltants qui frisent l'émoi interne par une excitation du tam-tam accompagnateur et rythmique, aussi celui qui joue la basse. À côté de ce dernier est placé le joueur de maracas qui est un instrument traditionnel fabriqué à la base par une calebasse ceinturée tous azimuts de petits éléments naturels durs, au contact de cette calebasse, sur un rythme adjacent et calculé par son joueur qui le tient d'une main sur sa partie nue cornée.

[82] Il s'agit des essais.

Le joueur joue avec dextérité et apporte au rythme, avec l'autre main, une espèce d'accord qui mélange toute cette intensité sonore avec celui du tambour, apportant à cette musique une sorte de fièvre et de folie relevées par cette musique qui s'accorde aux jeux en majeurs et mineurs, dans une frénésie à couper le souffle. En cet instant magique, le noyau de la Terre capte ces exceptionnels rayons du soleil et les redistribue en forme de triangle sous toutes les profondeurs de la terre jusqu'à ce qu'ils remontent et effleurent la croûte terrestre, qui sont immédiatement balayés par l'air, et vice versa au rythme des instruments de musique traditionnels pour lesquels il est question ici. Aussi, ne poserons-nous pas la question de savoir si ce ne sont que les instruments suscités qui opèrent tout ce mécanisme ? Ô que non ! Aussi petit soit le son que l'on produit avec symbiose, l'on pourra obtenir des effets similaires, voire plus.

Ce triangle établi par le soleil qui éclaire une partie de la terre appelée jour et opposée à l'autre partie qualifiée nuit dans laquelle se situe la scène du traitement au cours duquel a lieu la redistribution énergétique poussant certains à rentrer dans un état de total extase. Cette énergie appelée champ magnétique redistribué par l'air et condensé par le feu allumé sur la scène pour toujours la garder vivace afin que son contact d'avec l'air ambiant frais ne se désagrège pas.

En résumé, nous dirons que le soleil renvoie ses rayons vers le pôle nord ; rayons qui s'enfoncent délicatement jusqu'au noyau de la Terre. Ensuite, les ondes que diffuse la musique ramènent ces rayons solaires mélangés à la chaleur de l'écorce terrestre qui forme une entité appelée champ magnétique. Ce contact répété, crée une atmosphère de chaleur reproduite qui se redistribue de l'est vers l'ouest jusqu'à la croûte de la terre qui, à la cadence des sons, se transfigure en un champ magnétique distributeur de particules fines et chaudes répétées et maintenues à chaud par le feu de la scène qui brûle afin de redynamiser la continuité et la diffusion de l'air embaumé d'un parfum inodore, vecteur d'éléments qui au contact avec certains produits forestiers, devient un mélange formidable immatériel et matériel qui peut rapidement guérir des sujets.

Le praticien capte alors cette énergie au passage et l'enveloppe aussi par le biais du feu qui ne cesse d'être attisé et dont l'intensité augmente le pouvoir de guérison à travers le champ magnétique maintenu chaud. À 5 h du matin, les ondes commencent à se refroidir, mais, il est nécessaire de maintenir constant la cadence de la musique et le feu allumé afin de toujours continuer à entretenir ce champ magnétique chaud, si les sujets ne sont pas encore guéris en attendant 10 h du jour où contrairement à la nuit qui s'enfonce, le jour, quant à lui se défonce.

4. Sur la notion de posologie

L'idée selon laquelle la médecine traditionnelle n'a pas de procédé est issue des interprètes mal intentionnés qui mystifient ce corps de métier afin que les véritables détenteurs de ce noble savoir, non encore répertoriés se découragent et se désolidarisent. Dans ce cas, retarder encore et encore autant que possible son encadrement dans le monde, découle de la crainte pour ces derniers de faire de cette activité un métier avec des spécialisations afin de protéger le plus longtemps possible leur gagne-pain.

L'idée selon laquelle la médecine traditionnelle n'a pas de posologie est fausse dans la mesure où, les praticiens rencontrent sur le terrain des bébés, enfants, adolescents et adultes à qui il faut apporter une dose appropriée pour leur rétablissement. Tous ne peuvent pas avoir un traitement avec des éléments ou alors les mêmes plantes. L'élément qu'on apporte au nourrisson ne sera jamais le même qu'on donnera à un enfant de cinq ans, ni à un adolescent et ainsi de suite. Lorsqu'on prend une plante, écorce, ou une association de plantes pour en faire un médicament, on doit tenir compte du poids, l'âge et la taille du patient afin de fabriquer le remède qu'il prendra en infusion, par voie orale ou anale. Quelle sera la feuille à utiliser pour fabriquer un compte-gouttes afin d'obtenir des gouttes similaires ?

On ne peut apporter les mêmes remèdes en produits frais ou secs ; auquel cas, les résultats ne seront également pas les mêmes compte tenu de la qualité fraîche ou sèche des produits. Alors, le rapport sur les extractions sera plus ou moins égal à la quantité d'eau ou d'alcool en termes de poids.

- Compte-gouttes à base d'une feuille appropriée

Les plantes travaillent dans des conditions d'assimilation corporelle : orales, locales ou anales qui, dans certains cas de diarrhées chez les adultes par exemple, l'administration des traitements s'effectue par le bout des ongles des doigts et des orteils.

Vous vous poserez la question de savoir pourquoi appliquer les remèdes sur les ongles pour arrêter la diarrhée. Il faut d'abord savoir que les causes des diarrhées ne sont pas les mêmes (fièvre typhoïde, choléra, intoxication alimentaire...). Ce qui veut dire que le traitement également ne sera pas la même. Il faut pour cette raison que le diagnostic prenne en compte tous les aspects suscités des causes de la maladie.

Pour être plus pratique dans cette démarche de guérison, relevons que les terminaisons nerveuses du malade ne reçoivent plus facilement le flux énergétique entrainé par la moelle épinière qui est, dans ce cas précis, perturbée par les mouvements que produisent les intestins. La tension artérielle grimpe pendant que le corps perd de plus en plus de son eau. Le malade maigrit davantage et s'affaiblit.

Pendant ce temps précis, il s'ouvre sur le côté des ongles qui est retourné sur le corps, de petits trous qui laissent passer l'énergie vitale. Ce sont ces trous que le praticien bouche avec un médicament adéquat issu de la forêt. Ce médicament, écrasé et enveloppé frais dans une espèce de cornet pour faciliter le comptage des gouttes similaires à poser sur chaque ongle. Très rapidement, le corps recommence à retenir son énergie, la température se régule et le corps reprend vie. On constate que le malade est trempé de sueur. Le patient signale tout de suite qu'il n'a plus besoin d'aller aux selles.

III. Alimentation patrimoniale

1. Habitudes alimentaires

Nous considérons comme alimentation patrimoniale l'ensemble des aliments qu'on retrouve dans une zone donnée. Ils sont traditionnels, c'est-à-dire propres à une culture. Par principe, il faut savoir que l'alimentation est la première source d'approvisionnement du corps en termes d'énergie vitale. C'est pour cette raison que l'on peut considérer que tous les principes sont naturellement pris en compte lorsqu'on naît afin que le corps humain ne souffre d'aucun mal, qu'il s'adapte tout en se fixant une alimentation saine et équilibrée. S'alimenter est une notion fondamentale pour la vie d'un corps humain. Auquel cas, faire fi de cette exigence pourrait conduire à des maladies certaines. Les patients ne se douteront peut-être jamais du fait qu'ils auraient été malades ou atteints de certaines formes de pathologies pour n'avoir pas consommé suffisamment d'éléments nutritifs ou de n'avoir pas pris l'habitude de pratiquer des exercices physiques pour l'équilibre moral, physique et intellectuel de leur organisme. Les substances destinées à soulager ou à guérir une maladie ne peuvent pas toujours remplacer les valeurs nutritives contenues dans les repas.

Les remèdes traditionnels pour le traitement de plusieurs maladies, dans le cas des soins de santé, se trouvent dans les Produits forestiers non ligneux (PFNL) à l'instar des feuilles, écorces et graines entre autres. Leur production annuelle est estimée, selon le ministère des Forêts et la Faune du Cameroun (MINFOF) à 1 044 782 tonnes par an[83]. Ces PFNL qui sont en d'autres termes les plantes médicinales et les condiments nécessaires à la préparation des repas sont commercialisés à forte échelle sur le plan international malgré leur faible valorisation.

Il est donc important de rappeler que les conséquences d'une mauvaise habitude alimentaire peuvent susciter des réactions chimiques désastreuses sur la vie du corps humain. C'est pour cette raison qu'une étude sur la valeur des aliments patrimoniaux est une nécessité pour la santé des populations. Une bonne alimentation patrimoniale dans sa zone écologique peut de manière efficace, contribuer à produire des effets bénéfiques nécessaires à la croissance et à la santé des individus et des communautés. Dans le respect de l'éthique alimentaire, on peut rendre visite aux médecins traditionnels pour le cas particulier des personnes malades, par la force d'un enchainement de maux naturels, nécessitant à coup sûr un technicien de santé. C'est pour cette raison qu'il nous convient de poursuivre en donnant quelques recettes utiles que l'on peut obtenir à partir des plantes naturelles.

---

[83] Selon les statistiques du MINFOF (2013).

2. Recettes de quelques repas patrimoniaux et leurs vertus thérapeutiques

Fiche technique 1 : DJANGO (TEGUE, KELENKELENG, LALO...)

Ingrédients

- 1 Kg de django[84] ;
- 100 à 150 g d'arachides (de préférence l'arachide blanche ou rouge du Centre et du Sud Cameroun) ;
- ½ Kg de poisson fumé ;
- 300 g d'écrevisses ;
- 1 gros oignon ;
- 1 gros piment ;
- Pincée de Sel ;
- 200 ml d'huile raffinée ;
- 700 ml d'eau.

Préparation

Découper le django, griller légèrement les arachides et les écraser. Découper les oignons, détremper les écrevisses et les écraser, nettoyer le poisson fumé et enfin, écraser le piment.

Cuisson

Poser la marmite au feu et laisser sécher pendant 3 min. Verser de l'huile dans la marmite chauffée ; après 2 min, ajouter le django et faire revenir pendant environ 7 min à feu doux ; y ajouter les oignons. Attendre 2 min puis verser de l'eau en y mettant des arachides, du poisson fumé, des écrevisses, du sel et du piment. Remuer, couvrir la marmite et laisser mijoter pendant 15 min à feu doux.

[84] Au Cameroun c'est le keleng-keleng.

Vertus thérapeutiques

- Prévient la prostate, les kystes, les myomes, les courbatures, les maux de hanches ;
- Renforce le réflexe du système nerveux et prévient la cécité ;
- Régularise le rythme cardiaque ;
- Purifie le sang ;
- Facilite la digestion ;
- Facilite l'élimination des déchets ;
- Vivement conseillé aux femmes enceintes, car le django renforce le liquide amniotique en neutralisant les ondes infrarouges des échographies ;
- Fortifie le fœtus ;
- Augmente la longévité ;
- Stimule la virilité chez les hommes et la libido chez les femmes.

Fiche technique 2 : BIIGA POOGA (FOLONG...)

Ingrédients

- 1Kg de pooga ;
- 300 ml d'huile de palme ;
- 300 g d'écorce de hiomi mince ;
- 3 mbongo'o à queue ;
- 2 mbongo'o sans queue ;
- 5oo g de macabo rouge ;
- 1 gros piment ;
- Pincée de sel ;
- 2 litres d'eau.

Préparation

- Découper finement le pooga ;
- Peler le macabo, le découper puis le mettre progressivement dans une bassine contenant de l'eau potable pour éviter sa coloration ;
- Gratter l'écorce de hiomi puis l'écraser avec le mbongo'o et le piment ;
- Apprêter la marmite pour la cuisson.

Cuisson

Poser la marmite d'eau au feu, ajouter le macabo, fermer et laisser mijoter pendant 30 min à feu doux. Mettre le mélange écrasé, y verser du sel et l'huile de palme. Laisser mijoter pendant 10 à 15 min. Y ajouter le pooga et remuer le tout. Flamber l'écorce de hiomi et le jeter dans la marmite. Bien fermer et laisser cuire à feu doux 20 à 30 min.

Vertus thérapeutiques

- Facilite le développement de la grossesse ;
- Apporte la force à la mère pendant l'accouchement ;
- Prévient la mortalité maternelle et néonatale ;
- Favorise la croissance des enfants âgés de 0 à 15 ans ;
- Prévient les maladies infantiles ;
- Stimule le développement hormonal chez la jeune fille.

N.B. : La stimulation hormonale chez la jeune fille par le *biiga pooga* le sera également pour les jeunes garçons qui se prêtent régulièrement à sa consommation. C'est pour cette raison que le *pooga* en général n'est pas très conseillé pour le genre masculin au-delà de 15 ans.

Fiche technique 3 : SANE (SANGA…)

Ingrédients

- 1Kg de maïs frais ;
- 300 g de noix de palme du village ;
- 750 g de baam (zo'om) ;
- 200 g d'écorce de hiomi ;

Préparation

- Éplucher le maïs frais et le découper afin d'en obtenir 1 kg ;
- Découper finement le baam, le laver et l'égoutter ;
- Faire cuire les noix de palme dans de l'eau pendant 30 min, les piler dans un mortier et en extraire le jus ;
- Préparer la marmite pour la cuisson ;
- Gratter l'écorce de hiomi.

Cuisson

Napper le baam dans la marmite et poser au feu. Ajouter le maïs et laisser mijoter pendant 10 min à feu doux sans remuer. Mettre le jus de noix de palme et la poudre d'écorce de hiomi. Flamber l'écorce de hiomi, la jeter dans la marmite et refermer. Laisser mijoter pendant 40 min selon la qualité du maïs. Remuer jusqu'à obtention d'un mélange homogène et attendre 5 min puis arrêter le feu.

Vertus thérapeutiques

- Purifie l'organisme ;
- Renforce la moelle épinière ;
- Nettoie la cavité du gros intestin ;
- Prévient les hémorroïdes ;
- Régule la tension artérielle ;
- Stimule le fonctionnement du foie.

Fiche technique 4 : MBONGO'O TJOBI

Ingrédients

- 1 kg de poisson frais ;
- 2 mbongo'o à queue secs ;
- 1 mbongo'o sans queue frais/sec ;
- 1 feuille de mandjiba ;
- 4 jeunes feuilles de basilic du village ;
- 2 jeunes feuilles de massebi ;
- 1 jeune et demi de longè biloo (pour les malades atteints de la lèpre) ;
- 1 jeune feuille kidjing kembel ;
- 7 jeunes feuilles de lémb djée ;
- 400 ml d'huile raffinée ;
- 1 citron.

Préparation

- Nettoyer le poisson, le découper, le saler, y ajouter du jus de citron, rincer puis égoutter ;
- Brûler légèrement les 2 mbongo'o à queue, les écraser à la pierre avec le mbongo'o sans queue préalablement dépulpé, ajouter tous les autres ingrédients jusqu'à obtention d'un mélange bien tendre et homogène ;
- Mélanger la pâte écrasée avec du poisson et une pincée de sel dans une cuvette ;
- Préparer la marmite pour la cuisson.

Cuisson

Préchauffer la marmite, verser de l'huile, y ajouter le mélange. Fermer la marmite et laisser mijoter pendant 5 min. Rincer la cuvette avec une petite quantité d'eau propre, verser le contenu dans la marmite, l'agiter de façon circulaire sans remuer. Laisser mijoter pendant 30 à 35 min à feu doux.

Vertus thérapeutiques

- Régule la tension artérielle ;
- Maintient la forme physique ;
- Accentue la virilité chez les hommes et la libido chez les femmes ;
- Nettoie les vaisseaux sanguins ;
- Renforce l'activité cardiaque ;
- Prévient et guérit la lèpre.

NB : Il existe 7 façons différentes de préparer le mbongo'o qui n'intègrent pas les mêmes ingrédients.

Les contours de plusieurs thèmes à discussion cités ci-dessus se volatilisent rapidement et laissent place au dévouement logique du folklore associatif qui démontre le caractère poignant des sujets traitant de :

- la nécessité de l'intégration de la médecine traditionnelle dans les systèmes de santé ;
- la régénération des forêts par les plantes médicinales en sauvegardant ainsi le patrimoine culturel, qui se côtoient et forment une entité digeste dans la partie suivante par le réconfort de la réalisation de certains travaux de terrain.

CONCLUSION

Matière première médicinale

À la fin de cette recherche qui inclut notre expérience pratique de terrain, il faut relever que les mises en œuvre relatives à la valorisation et à la redynamisation des traditions aujourd'hui sont de plus en plus bafouées. De façon injuste, la réussite sociale et la cupidité des acteurs des sociétés dites modernes facilitent le dénouement et la disparition des forêts. Ceux-ci ne se peinent et ne se soucient d'aucun autre intérêt en dehors de l'accumulation matérielle en termes de gains financiers. Il y a de la vie dans la forêt et nous devons relever que celles-ci sont une protection majeure pour la vie humaine et pour la planète.

L'arbre qu'on coupe dans une contrée peut se définir comme un grand fournisseur de matières premières médicinales dans cet espace. Le fait que cet arbre, en lui-même ne sert pas à grand-chose à vue d'œil, sa présence néanmoins représente un potentiel pour la pousse spontanée des herbes et arbustes, qui sont la matière première médicinale servant à la fabrication des remèdes pour le suivi des patients, en l'occurrence des femmes enceintes.

Bien des États parlent de la mortalité de la mère et de l'enfant pendant et après la grossesse, du suivi de la jeune fille mère et des enfants de zéro à cinq ans qui seront coupés des éléments naturels sus cités avec le concours de leurs différents États, qui ne se soucient que des bénéfices matériels et non du confort que peut procurer la possession de certaines espèces d'arbres à forte valeur médicinale dans les forêts.

Dans cette confusion et méconnaissance de l'importance des plantes pour la nature et pour la vie de l'homme, on se rend compte que l'État ne prend pas très souvent en compte les populations riveraines quand il accorde les autorisations d'exploitation aux sociétés forestières. Celles-ci bradent les forêts à leur guise et impunément. Or, une implication des autochtones dans ce processus permettrait de revaloriser et de reboiser rapidement de sorte que l'humain ne souffre de l'activité économique. Il est pourtant possible d'accompagner cette action d'exploitation, il suffit de savoir anticiper.

Selon le Document de Stratégie de l'OMS pour la médecine traditionnelle pour 2014-2023, *« Partout dans le monde, les systèmes de santé doivent faire face à un accroissement des maladies chroniques et à une flambée des coûts de santé. Les patients tout comme les prestataires de santé demandent à ce que les services de santé soient revitalisés, et donnent la priorité aux soins personnalisés et centrés sur la personne. Il s'agit notamment d'élargir l'accès aux produits, pratiques et praticiens de la médecine traditionnelle et Médecine complémentaire. Plus de 100 millions d'Européens recourent actuellement à la médecine traditionnelle Médecine complémentaire : un cinquième y font appel régulièrement, et un autre cinquième privilégient les soins de santé qui incluent la médecine traditionnelle Médecine complémentaire. On dénombre beaucoup d'autres utilisateurs de médecine traditionnelle Médecine complémentaire en Afrique, en Asie, en Australie et en Amérique du Nord.*

Marché des produits

Du fait de la diversité des réglementations et des catégories réglementaires auxquelles répondent les produits de médecine traditionnelle Médecine complémentaire, il est difficile d'évaluer la taille du marché *pour les produits de médecine traditionnelle Médecine complémentaire sur l'ensemble des États membres avec un tant soit peu d'exactitude. Toutefois, certaines données laissent à penser que ce marché est substantiel. Selon les estimations, la production de materia medica chinoise se montait à US $83,1 milliards en 2012, soit une hausse de plus de 20 % par rapport à l'année précédente. En République de Corée, les dépenses annuelles consacrées à la médecine traditionnelle totalisaient US $4,4 milliards en 2004, pour monter à US $7,4 milliards en 2009. Aux États-Unis, les débours directs des ménages consacrés à des produits naturels se sont chiffrés à US $14,8 milliards en 2008 »*[85].

Au-delà de la prise en charge des malades par les méthodes ancestrales de traitement, la médecine traditionnelle se définit aussi comme une alternative sérieuse de lutte efficace contre les disparités, la réduction de la pauvreté, la préservation de l'environnement et la pérennisation de la matière première végétale et animale afin d'accentuer les recherches fondamentales comme le stipule la lettre d'Accord de collaboration du ministère de la Santé publique du Cameroun/Association pour la Recherche en Anthropologie de Médecine Traditionnelle.

C'est à juste titre qu'il revient de signifier que les actions des gouvernements et de leurs partenaires internationaux, face à la citoyenneté responsable et au renforcement de la médecine traditionnelle, méritent d'avoir un retentissement favorable pour lesdits gouvernements, les Organisations de la Société Civile et les particuliers en vue de relever ce pan ô combien important pour la santé et le bien-être des populations.

85 Document de Stratégie de l'OMS…, p. 26.

C'est avec force qu'on vient à se poser les questions de savoir :

Comment faire pour préserver le bassin amazonien situé en Amérique du Sud avec ses 5 500 000 kilomètres carrés de superficie qui s'étendent sur neuf pays : (Brésil, Guyane, Guyana, Bolivie, Venezuela, Suriname, Équateur, Colombie, Pérou)[86] ainsi que le deuxième poumon mondial qu'est la forêt du bassin du Congo avec ses deux millions de kilomètres carrés qui s'étendent entre six pays d'Afrique Centrale : (Cameroun, République Centrafricaine, République du Congo, République Démocratique du Congo, Gabon et la Guinée Équatoriale) ? Au-delà de ces représentations au niveau global de la protection de la nature, il faut bien noter que les villes et villages du monde à différents endroits doivent préserver des espaces forestiers, si petit soit-il, pour que l'ensemble des efforts faits de part et d'autre portent leurs fruits. L'avenir de la médecine traditionnelle est lié à l'avenir des plantes et par le fait même de la préservation et de la protection de la nature.

À la fin de cette réflexion sur les savoirs endogènes avec une inclination dans le domaine de la médecine traditionnelle, il faut espérer que cette discipline s'inscrive dans nos consciences comme un objet de réflexion en prenant en compte les défis et les enjeux que nous avons relevés tout au long de ce travail. On assiste de plus en plus à une dégradation de l'humain liée à un trop de science, à une science sans mesure. Il est question pour la suite de ce projet, de travailler à restaurer l'humain à partir de sa nature à retrouver dans la nature.

---

[86] En ligne, https://fr.wikipedia.org/wiki/Forêt_amazonienne 11.12.2017.

ANNEXES

1. Lettre d'Accord de Collaboration MNSANTÉ-ARAM ;
2. Lettre d'Approbation du Projet de Reboisement et de Régénération Forestière dénommé « libèl èè » ;
3. Convention de Financement État du Cameroun-ARAM ;
4. Lettre d'Attestation de démarrage des activités de reboisement ;
5. Attestation de reboisement.

FF-
REPUBLIQUE DU CAMEROUN
Paix-Travail-Patrie

MINISTERE DE LA SANTE PUBLIQUE

SECRETARIAT GENERAL

DIVISION DE LA COOPERATION

REPUBLIC OF CAMEROON
Peace-Work-Fatherland

MINISTRY OF PUBLIC HEALTH

SECRETARIAT GENERAL

COOPERATION DIVISION

D30-747 N° ______/L/MINSANTE/SG/DCOOP/CPN/CEA3.-

Yaoundé, le 20 OCT 2014

LE MINISTRE DE LA SANTE PUBLIQUE

A

Monsieur le Président de l'Association pour la Recherche en Anthropologie de Médecine Traditionnelle
Tel: 22 10 35 14 B.P: 33 904

- YAOUNDE -

Objet : Lettre d'Accord de Collaboration.

Monsieur le Président,

En accusant réception de votre correspondance d'objet susvisé et après avis favorable de mes services techniques compétents,

J'ai l'honneur de marquer mon accord pour une collaboration entre mon Département ministériel et l'Association pour la Recherche en Anthropologie de Médecine Traditionnelle (ARAM), en vue de mener les activités suivantes :

- **Mener des recherches fondamentales sur les plantes et essences naturelles ;**
- **Sensibiliser les populations sur l'existence des plantes médicinales, des matériaux et leurs procédés en vue de leur utilisation pour la santé des individus et des communautés ;**
- **Sensibiliser les populations à travers la psychothérapie et la musicothérapie.**

Conformément à l'article 8 de l'arrêté N°1433/A/MSP/SG/DCOOP/CPNAT du 16 Août 2007 fixant le cadre de collaboration entre le Ministère de la Santé Publique, les Associations, les Organisations Non Gouvernementales et les Formations sanitaires des secteurs public et privé, toute association ou organisme bénéficiaire d'une lettre d'accord de collaboration doit :

- respecter les lois et règlements en vigueur ;
- respecter les orientations de la Stratégie Sectorielle de Santé et tous les documents de Stratégie et de planification qui en découlent, notamment les plans de viabilisation des districts ;
- travailler en étroite collaboration avec le service de santé de sa zone d'intervention ;
- présenter annuellement un plan d'actions et un rapport d'activités aux Districts de Santé et à la Délégation Régionale de la Santé Publique de votre zone d'intervention.

Cet Accord ne donne pas systématiquement droit à une subvention de l'Etat. Elle ne donne non plus droit à la création, à l'ouverture d'une formation sanitaire, à l'acquisition, à la distribution, à la commercialisation des médicaments et dispositifs médicaux.

Toute violation, dûment constatée, des dispositions ci-dessus citées peut entraîner retrait, après préavis n'excédant pas 15 jours, de la Lettre d'Accord de Collaboration.

Veuillez agréer, Monsieur le Président, l'expression de ma considération distinguée.

Copies :
-DROS/DOSTS ;
-TS. DRSP.

LE MINISTRE

André MAMA FOUDA

Division de la Coopération, Ministère de la Santé Publique, Bureau 222, Yaoundé, Cameroun

REPUBLIQUE DU CAMEROUN
Paix - Travail - Patrie

MINISTERE DES FORETS ET DE LA FAUNE

SECRETARIAT GENERAL

DIRECTION DES FORETS

CELLULE DE SUIVI DE LA REGENERATION, DU REBOISEMENT ET DE LA VULGARISATION SYLVICOLE

N° 1487 /N/MINFOF/SG/IG/DF/CSRRVS

REPUBLIC OF CAMEROON
Peace - Work - Fatherland

MINISTRY OF FORESTRY AND WILDLIFE

SECRETARIAT GENERAL

DEPARTMENT OF FORESTRY

AFFORESTATION UNIT

Yaoundé, le 16 MARS 2015

LE MINISTRE

A

Monsieur le Président de l'Association pour la Recherche en Anthropologie de Médecine Traditionnelle (ARAM)

- BP 33904 Yaoundé -

Réf : V/L N° 012/L/PR/ARAM-2015 du 05/03/2015

Objet : Demande d'approbation du Programme de reboisement et de régénération forestière de l'ARAM

Monsieur le Président,

Comme suite à votre lettre citée en référence, relative à l'objet susvisé,

J'ai l'honneur de vous faire connaitre que je marque mon approbation au sujet de votre projet de Programme de reboisement et de régénération, compte tenu des garanties qu'il présente en terme : (i) d'ancrage dans la stratégie du Ministère des Forêts et de la Faune en matière de reboisement et de régénération forestière ; (ii) d'approche méthodologique et opérationnelle ; (iii) et de suivi-évaluation de sa mise en œuvre.

Veuillez agréer, Monsieur le Président, l'expression de ma considération distinguée

Le Ministre
The Minister

Ngole Philip Ngwese

REPUBLIQUE DU CAMEROUN
Paix - Travail - Patrie

MINISTERE DES FORETS ET DE LA FAUNE

REPUBLIC OF CAMEROON
Peace - Work - Fatherland

MINISTRY OF FORESTRY AND WIDLIFE

N° 8780/C/MINFOF/CAB

CONVENTION DE FINANCEMENT D'UN PROJET DE REBOISEMENT DE 3000 ARBRES

(EQUIVALENT A 7,5 HA DE PLANTATION EN PLEIN A ECARTEMENT MOYEN DE 5MX5M OU 14 KM DE PLANTATION D'ALIGNEMENT A ESPACEMENT MOYEN DE 5M)

ENTRE

L'ETAT DU CAMEROUN REPRESENTE PAR LE MINISTRE DES FORETS ET DE LA FAUNE, MONSIEUR NGOLE PHILIP NGWESE

ET

L'ASSOCIATION POUR LA RECHERCHE EN ANTRHOPOLOGIE DE MEDECINE TRADITIONNELLE (ARAM)

DEPARTEMENT NYONG-ET-KELLE

REGION : CENTRE

REPRESENTEE PAR

MONSIEUR / MADAME KANAA AMOS ROGER

EN QUALITE DE PRESIDENT

TELEPHONE 694446372 FAX

E-MAIL aramdaramassociation.org

ADRESSE B.P. 33904 -Yaoundé

Fait à Yaoundé, le ......[illegible].....................

Lu et approuvé

LE RESPONSABLE
DE L'ASSCIATION

Kanaa Amos Roger

LE MINISTRE DES FORETS
ET DE LA FAUNE

NGOLE PHILIP NGWESE

REPUBLIQUE DU CAMEROUN Paix – Travail - Patrie REGION DU CENTRE DELEGATION REGIONALE DES FORETS ET DE LA FAUNE *SERVICE DES FORETS*		REPUBLIC OF CAMEROON Peace – Work – Fatherland CENTRE REGION REGIONAL DELEGATION OF FORESTRY AND WILDLIFE *FORESTRY SERVICE*

N° 0001543 */L/RC/DRFOF/SF*

Yaoundé, le 18 AOUT 2015

LE DELEGUE REGIONAL

A

Monsieur le Délégué Général d'ARAM

Tel 694446372

Réf : *V/L N°001/L/DG/ARAM-2015 du 29/07/15*

Objet : Demande d'une attestation de démarrage des activités.

Monsieur,

Comme suite à votre lettre citée en référence et d'objet repris à la marge,

J'ai l'honneur de vous faire connaître que je ne trouve aucune objection au démarrage de vos activités de reboisement, dans la mesure où vous anticipez à la mise en place de votre plantation d'arbres, marquant ainsi votre contribution propre, en attendant que les diligences en cours au ministère des finances aboutissent par l'approvisionnement effectif du compte trésor ouvert à cet effet.

Toutefois, je vous invite à vous rapprochez de mes services locaux, afin de bénéficier de l'encadrement nécessaire à la réussite de votre projet.

Veuillez agréer monsieur le Délégué Général, l'expression de ma parfaite considération.

Le Délégué Régional des Forêts et de la Faune du Centre

ISSOLA DIPANDA Francois
Ingénieur des Eaux et Forets
Hors Echelle

Copies

- MINFOF/CR
- SRF/suivi
- DD/FOF/NK /suivi
- Archives/Chrono

REPUBLIQUE DU CAMEROUN Paix – Travail – Patrie ---------- REGION DU CENTRE ---------- DELEGATION REGIONALE DES FORETS ET DE LA FAUNE ---------- DELEGATION DEPARTEMENTALE DE NYONG ET KELLE ----------	BP : 198 Eséka Tel : 22 28 62 47 22 28 63 13	REPUBLIC OF CAMEROON Peace – Work – Fatherland ---------- CENTRE REGION ---------- REGIONAL DELEGATION OF FORESTRY AND WILDLIFE ---------- NYONG AND KELLE DIVISIONAL DELEGATION ----------

N° K- 0218 /AR/RC/DRFOF/DDNK/SFAP Eséka, le 04 OCT 2016

ATTESTATION DE REBOISEMENT

LE DELEGUE DEPARTEMENTAL DES FORETS ET DE LA FAUNE DE NYONG ET KELLE soussigné,

Atteste, au vu des résultats du rapport de descente sur le terrain N°015/R/RC/DRFOF/DDNK/SFAP du 22 septembre 2016 d'une mission de contrôle effectuée dans le site de reboisement de l'ARAM, Antenne Lamal-Pougue, situé dans l'Arrondissement de Ngog-Mapubi et dirigée par KUICHUE Jean Raymond, Ingénieur des travaux des Eaux et Forêts, Chef section Départementale de la Faune et des aires protégées du Nyong et Kéllé,

Le reboisement de **850 plants** de Bubinga (*Guibourtia tessmanii*) dans 10 placeaux de de 140m x 100m, soit 14 hectares et une densité de 61 plants par hectares pendant le mois d'août 2016.

En foi de quoi la présente attestation de reboisement a été établie pour servir et valoir ce que de droit.

Le Délégué Départemental des Forêts et de la Faune du Nyong et Kellé

Ongbwa Ongbwa Lucien
Ingénieur des Forêts Hors-Echelle

Ampliations :

-DRFOF/CE
-Intéressée
-Chrono/Archives

Table des matières

CAMEROUN
AUX ÉDITIONS L'HARMATTAN

Dernières parutions

CAMEROUN AU CHEVET D'UN RÉGIME À L'AGONIE

Michel Lobé Etamé

Le Cameroun est indépendant depuis 1960. Son premier président, Ahmadou Ahidjo, a quitté le pouvoir en 1982 et choisi son successeur, Paul Biya. Ce dernier a hérité d'un pouvoir et d'une économie qui faisait du Cameroun un des pays les plus prospères d'Afrique. Malgré une démocratie de façade, la corruption a gangrené tout le système administratif, institutionnel et juridique. Accroché au pouvoir depuis 36 ans, le vieux monarque, qui a laissé le pays sombrer dans l'immobilisme et la précarité, est à nouveau candidat à sa succession aux prochaines élections présidentielles du 7 octobre 2018.

(298 p., 31 euros)

ISBN : 978-2-343-15539-5, EAN EBOOK : 9782140099052

LE DROIT DU CONTENTIEUX FONCIER AU CAMEROUN

Henri Tchantchou

Préface de Gaston Kenfack Douajni - Avant-propos de Alexandre Anaba Mbo

Ce livre analyse les ressorts du système du règlement des contentieux fonciers et propose des solutions à ses faiblesses. L'approche est tout à la fois descriptive, analytique et herméneutique. L'étude transcende le clivage traditionnel droit public / droit privé, pour saisir dans son entièreté une matière vivante et différenciée suivant une logique parfois complexe. Elle débouche sur le besoin d'une réforme législative.

(Coll. Harmattan Cameroun, 280 p., 29 euros)

ISBN : 978-2-343-15528-9, EAN EBOOK : 9782140098833

L'ÉGLISE CATHOLIQUE ET LE PROCESSUS ÉLECTORAL AU CAMEROUN

Un engagement pour des élections justes et transparentes

Noël Sofack

Préface de Mgr Dieudonné Watio

L'Eglise catholique s'est engagée pour des élections justes et transparentes et dans l'éducation du peuple, sur le sens et l'importance du vote en démocratie, à travers l'observation-construction-proposition d'un nouvel ordre électoral au Cameroun. Il faut ainsi reconnaître qu'elle a mené un véritable combat politique, malgré les soupçons de collusion avec le pouvoir. Ce travail apporte un éclairage équilibré et permet d'apprécier à sa juste valeur l'action de l'Eglise dans le champ politique camerounais et les raisons qui justifient et motivent cet engagement.

(Coll. Études africaines, 232 p., 23,5 euros)

ISBN : 978-2-343-15345-2, EAN EBOOK : 9782140097973

GUIDE PRATIQUE DE L'ADMINISTRATION DU PERSONNEL

Marie Abessolo

Préface de Grégoire Owona

La gestion des ressources humaines représente un enjeu sérieux dans le défi pour le développement du Cameroun et de l'Afrique en général. Cet ouvrage permet d'établir une corrélation conséquente entre les différentes situations quotidiennes du travailleur et des lois en vigueur. Il facilite l'assimilation des dispositions légales et réglementaires en vue de donner aux gestionnaires de ressources humaines, les outils nécessaires pour la mise en condition du travailleur. Il est composé de fiches pratiques pré-remplies, de conseils pratiques, de modèles à compléter et propose de nombreuses études de cas.

(Coll. Harmattan Cameroun, 262 p., 27 euros)

ISBN : 978-2-343-15337-7, EAN EBOOK : 9782140097898

NOUVELLE GÉOPOLITIQUE DE L'AGRICULTURE ET DE L'ALIMENTATION

Quelles politiques publiques de sécurité alimentaire au Cameroun ?

Noël Sofack

La crise alimentaire mondiale de 2007/2008 s'était cristallisée dans les émeutes de la faim au Cameroun. Ces révoltes étaient consécutives à la nouvelle géopolitique mondiale de l'agriculture et de l'alimentation, mais aussi aux balbutiements des politiques agricoles camerounaises et traduisaient une crise de gouvernementalité. Une analyse de ce moment particulier éclaire sur les changements opérés dans la gouvernance agrostratégique ou les politiques publiques de sécurité alimentaire.

(Coll. Études africaines, 274 p., 27 euros)

ISBN : 978-2-343-15346-9, EAN EBOOK : 9782140097959

CATASTROPHE FERROVIAIRE, REPRÉSENTATION ET TROUBLES POST-TRAUMATIQUES

Le cas d'Eséka (Cameroun)

Claude Désiré Noumbissié

La catastrophe ferroviaire d'Eséka, survenue le 21 octobre 2016 au Cameroun, présente un bilan douloureux et alarmant. Cette étude montre que plus de neuf mois après, les victimes présentent des souffrances psychiques, des douleurs physiques, des troubles post-traumatiques importants. Elles ont également des représentations magico-religieuses de la catastrophe et vivent dans un environnement socio-économique asphyxiant. Cette situation nécessite impérativement une prise en charge holistique et professionnelle solide.

(118 p., 14 euros)

ISBN : 978-2-343-15470-1, EAN EBOOK : 9782140098130

POUR L'EFFLORESCENCE NATIONALE

Essai sur l'insertion sociale des jeunes camerounais pour le développement

Michel Carrel Mang

Préface de Mathias Eric Owona Nguini

Pour l'auteur, la concrétisation de la vision de développement du Cameroun passe par une insertion sociale des jeunes qui composent la majorité de la population du pays. Il en appelle donc à la mobilisation et l'engagement de tous les jeunes quel que soit leur niveau social, à la cause du progrès national. Il élabore un projet d'insertion socioprofessionnelle, à l'endroit des jeunes Camerounais, adapté à la situation socio-économique du pays et qu'il intègre à un système économique novateur, tributaire d'une idéologie d'insertion, le tout reposant sur des valeurs propres à l'essence africaine.

(Coll. Emergences africaines, 216 p., 22 euros)

ISBN : 978-2-343-15462-6, EAN EBOOK : 9782140098017

LA FIN DE L'AGRICULTURE PAYSANNE DANS LE MOUNGO

Médard Lieugomg

Préface de René Joly Assako Assako

Dans un pays comme le Cameroun, l'agriculture est le premier et le dernier rempart pour la survie de la majeure partie des populations. Elle structure toute leur existence. Ainsi, les populations rurales du département du Moungo, considérées comme "d'en bas" (terme désignant les couches défavorisées), qui vivent violemment leur relation au pouvoir des entreprises agricoles capitalistes, se trouvent en face de l'adversité d'un pouvoir "d'en haut" (terme désignant les décideurs), qui annihile leurs efforts dans leur recherche des moyens de subsistance. La progression spatiale des entreprises agricoles capitalistes évoluent en dehors de tout sens humain.

(Coll. Harmattan Cameroun, 202 p., 20,5 euros)

ISBN : 978-2-343-14815-1, EAN EBOOK : 9782140097171

LE DROIT MARITIME DANS LA ZONE CEMAC

Eric Dibas-Franck

Volontairement limité au Droit maritime dans la communauté économique et monétaire de l'Afrique centrale (CEMAC), cet ouvrage a pour ambition de faire le point sur la construction du droit maritime dans cette zone en scrutant le Code communautaire de la marine marchande. Les grands problèmes contemporains du Droit maritime comparé ou international y trouvent des réponses précises. Le livre est également enrichi d'une jurisprudence inédite.

(Coll. Affaires maritimes et Transports, 258 p., 26 euros)

ISBN : 978-2-343-14948-6, EAN EBOOK : 9782140096082

L'UNIVERSITÉ DES MONTAGNES POURSUIT SON CHEMIN

Jean-Claude Shanda Tonme, Thomas Tchatchoua, Pokam Sindjoun, Anselme Nzoko

Rêve sublime d'un groupe d'universitaires et de personnalités d'une société civile camerounaise créative et ambitieuse, située à l'ouest du Cameroun, l'Université des Montagnes est un pôle d'excellence éthique et académique. Vouée à la formation, selon les meilleures pratiques didactiques et les technologies de pointe, grâce aux cadres compétitifs africains, elle est capable de travailler sur tous les terrains et dans tous les pays du monde.

(Coll. Points de vue, 158 p., 18,5 euros)

ISBN : 978-2-343-15338-4, EAN EBOOK : 9782140097560

L'INSÉCURITÉ LINGUISTIQUE DANS LES COMMUNAUTÉS ANGLOPHONE ET FRANCOPHONE DU CAMEROUN

Augustin Emmanuel Ebongue, Angéline Djoum Nkwescheu

Tout contact de langues est potentiellement générateur de conflits linguistiques. Le français et l'anglais sont en contact au Cameroun dans le cadre d'un bilinguisme officiel ayant résulté de la double colonisation, française et britannique (1919-1960). L'objectif de cet ouvrage est l'examen des conflits linguistiques sous le prisme de la théorie sociolinguistique de l'insécurité linguistique dans un contexte de bilinguisme officiel français/anglais, auprès des communautés linguistiques francophone et anglophone du Cameroun.

(Coll. Études africaines, 364 p., 34 euros)

ISBN : 978-2-343-14248-7, EAN EBOOK : 9782140097256

LA LÉGISLATION SOCIALE CAMEROUNAISE ET LES GARANTIES DE MISE À LA RETRAITE

Zakari Anazetpouo
Préface de Robert Nemedeu

L'émergence du Cameroun en 2035 passera nécessairement par la reconsidération de la dignité humaine. Cet ouvrage aborde l'épineuse question de l'âge de la retraite en démontrant que le législateur social camerounais a prévu des garanties juridiques de sécurisation de l'assuré non seulement en amont mais aussi en aval des relations du travail. En amont, il s'agit des obligations qui pèsent non seulement sur l'organisme en charge de la sécurité sociale mais aussi sur toute personne utilisant une main-d'oeuvre subordonnée. En aval, il est question d'évaluer les droits de l'assuré de façon à ne pas faire de la retraite une clause-guillotine ou une fatalité juridique.

(Coll. Études africaines, 354 p., 36 euros)

ISBN : 978-2-343-14698-0, EAN EBOOK : 9782140096389

PAR-DELÀ LES RONCES

Poésie

Hilarion Mpebe

L'orphelin qu'on maltraite, le bâtard qu'on insulte, le prisonnier qu'on torture, le malade qu'on rejette, le riche qu'on culpabilise ou tout simplement l'homme qu'on stigmatise à cause de son identité : voilà ceux auxquels s'adresse l'auteur de ce recueil poétique. Par-delà les ronces évoque des réalités sacrées mais vulnérables, qui crient à la société leur désir d'être acceptées et protégées.

(Coll. Harmattan Cameroun, 150 p., 16,5 euros)

ISBN : 978-2-343-15185-4, EAN EBOOK : 9782140096143

THE ANGLOPHONE CRISIS IN CAMEROON

Bouopda Pierre Kamé
Translated from French by Florence Muluh Tezeh - Preface by Barrister Akere Tabeng Muna

Cameroon is a country, two territories, and two legacies from the French and British administrations since 1916. The book adresses the subject of the institutionalisation of these two historical legacies. This state issue is at the heart of the political crisis that has repeatedly affected Anglophone Cameroon for decades, and has degenerated into an armed conflict since the end of 2017.

(Coll. Études africaines, 188 p., 20,5 euros)

ISBN : 978-2-343-15155-7, EAN EBOOK : 9782140093210

Structures éditoriales du groupe L'Harmattan

L'Harmattan Italie
Via degli Artisti, 15
10124 Torino
harmattan.italia@gmail.com

L'Harmattan Hongrie
Kossuth l. u. 14-16.
1053 Budapest
harmattan@harmattan.hu

L'Harmattan Sénégal
10 VDN en face Mermoz
BP 45034 Dakar-Fann
senharmattan@gmail.com

L'Harmattan Cameroun
TSINGA/FECAFOOT
BP 11486 Yaoundé
inkoukam@gmail.com

L'Harmattan Burkina Faso
Achille Somé – tengnule@hotmail.fr

L'Harmattan Guinée
Almamya, rue KA 028 OKB Agency
BP 3470 Conakry
harmattanguinee@yahoo.fr

L'Harmattan RDC
185, avenue Nyangwe
Commune de Lingwala – Kinshasa
matangilamusadila@yahoo.fr

L'Harmattan Congo
67, boulevard Denis-Sassou-N'Guesso
BP 2874 Brazzaville
harmattan.congo@yahoo.fr

L'Harmattan Mali
Sirakoro-Meguetana V31
Bamako
syllaka@yahoo.fr

L'Harmattan Togo
Djidjole – Lomé
Maison Amela
face EPP BATOME
ddamela@aol.com

L'Harmattan Côte d'Ivoire
Résidence Karl – Cité des Arts
Abidjan-Cocody
03 BP 1588 Abidjan
espace_harmattan.ci@hotmail.fr

L'Harmattan Algérie
22, rue Moulay-Mohamed
31000 Oran
info2@harmattan-algerie.com

L'Harmattan Maroc
5, rue Ferrane-Kouicha, Talaâ-Elkbira
Chrableyine, Fès-Médine
30000 Fès
harmattan.maroc@gmail.com

Nos librairies en France

Librairie internationale
16, rue des Écoles – 75005 Paris
librairie.internationale@harmattan.fr
01 40 46 79 11
www.librairieharmattan.com

Lib. sciences humaines & histoire
21, rue des Écoles – 75005 Paris
librairie.sh@harmattan.fr
01 46 34 13 71
www.librairieharmattansh.com

Librairie l'Espace Harmattan
21 bis, rue des Écoles – 75005 Paris
librairie.espace@harmattan.fr
01 43 29 49 42

Lib. Méditerranée & Moyen-Orient
7, rue des Carmes – 75005 Paris
librairie.mediterranee@harmattan.fr
01 43 29 71 15

Librairie Le Lucernaire
53, rue Notre-Dame-des-Champs – 75006 Paris
librairie@lucernaire.fr
01 42 22 67 13